gastropedia

教科書では
教えてくれない！

私の消化器内視鏡Tips

とっておきの"コツ"を伝授します

編集・小野敏嗣

千葉西総合病院 消化器内科 部長／
東京大学医学部附属病院 消化器内科

医学書院

教科書では教えてくれない！ 私の消化器内視鏡 Tips
　─とっておきの"コツ"を伝授します

発　　行	2018年11月1日　第1版第1刷Ⓒ
	2018年12月15日　第1版第2刷

編　集　小野敏嗣
　　　　おのさとし

発行者　株式会社　医学書院
　　　　代表取締役　金原　俊
　　　　〒113-8719　東京都文京区本郷1-28-23
　　　　電話　03-3817-5600（社内案内）

印刷・製本　永和印刷

本書の複製権・翻訳権・上映権・譲渡権・貸与権・公衆送信権（送信可能化権を含む）は株式会社医学書院が保有します．

ISBN978-4-260-03642-9

本書を無断で複製する行為（複写，スキャン，デジタルデータ化など）は，「私的使用のための複製」など著作権法上の限られた例外を除き禁じられています．大学，病院，診療所，企業などにおいて，業務上使用する目的（診療，研究活動を含む）で上記の行為を行うことは，その使用範囲が内部的であっても，私的使用には該当せず，違法です．また私的使用に該当する場合であっても，代行業者等の第三者に依頼して上記の行為を行うことは違法となります．

JCOPY　〈出版者著作権管理機構　委託出版物〉
本書の無断複製は著作権法上での例外を除き禁じられています．複製される場合は，そのつど事前に，出版者著作権管理機構（電話 03-5244-5088，FAX 03-5244-5089，info@jcopy.or.jp）の許諾を得てください．

はじめに

"若手内視鏡医が読みたくなるような企画ないかな？"

　医学書院の医学雑誌編集室に勤める旧友 O 君からの相談を受けたのは 2015 年の夏のことでした．既にさまざまな精錬された雑誌や教科書がある中で，若手の興味を惹くような企画といわれても難しいように思いましたが，名だたる重鎮の先生方が確固たるエビデンスに基づいて纏められた教科書とは異なるスタイルで気楽に読める企画はできないものかとも考えました．電子書籍全盛時代の中，ネット配信を中心とした Web サイトを立ち上げるとのことでしたので，とりあえず某百科事典サイトにあやかって「gastropedia」と命名したのはよいのですが，肝心のコンテンツが思いつきません．O 君と打合せを重ねる日々が続きましたが，そんなとき，その前年に終了したお昼の長寿番組のことを思い出しました．毎回登場するゲストが次回のゲストに直接電話で出演依頼して「いいとも！」といわせて半ば強引に繋げていくあのトーク番組です．結局，その番組のトークのユルさをそのまま持ち込むように，日常臨床におけるちょっとしたコツを紹介してもらってはどうだろうか，ということになりました．

　かくして始まった若手内視鏡医によるリレー企画「教科書では教えてくれない！　私の内視鏡 Tips」は多くの先生方のご厚意に甘えながらなんとか継続することができまして，今回無事に書籍化の運びとなりました．

　全国津々浦々，実に総計 89 施設の先生方からいただいた玉稿は gastropedia 未公開記事を含め 140 本にのぼり，そのいずれもが明日からの診療に生かせるものばかりです．もちろん，そのほとんどはエビデンスを伴うものではありませんが，これから検証されるかもしれないもの，検証は難しいかもしれないが皆さんが直感的に有効と感じるものなど，いわば「エビデンスのタネ」ともいえるものです．日々多忙な内視鏡臨床の中で生まれたこのタネの中には，3 年後 5 年後に輝かしい「エビデンスの花」を咲かせてくれるものも含まれているかもしれません．そしてその花を育ててくれるのはこの本をお読みになられる若い先生方なのかもしれません．そんな夢想をせずにはいられないような一冊に仕上がりましたことを，本企画にご協力いただいた全国の先生方に改めて感謝いたします．

2018 年 8 月

小野　敏嗣

観察の Tips   Observation Tips

No. 1	優しい内視鏡のための右手の使い方	矢野友規	002
No. 2	"前回より楽だった"といわれる上部消化管内視鏡検査とは…	今川敦	003
No. 3	患者さんを「苦」ではなく「く」に　内視鏡で喉をより楽に通過させるには	大前知也	004
No. 4	鎮静スコアで快適で安心な内視鏡をしていますか？	山田貴教	005
No. 5	"検査したの？"といわれる内視鏡鎮静法	磯村好洋	006
No. 6	上部内視鏡においてゲップを抑えるセリック手技	池原久朝	007
No. 7	スコープが抜けるときは，おなかと左手首を使え！	菊池大輔	008
No. 8	「ぬるぬる」スコープを握っていませんか？	大野和也	009
No. 9	左右アングルを上手に使えていますか？	大久保政雄	010
No. 10	フードの上手な使い方	若槻俊之	011
No. 11	"病変が見えない…"でも，ちょっと工夫すればスッキリー！	伊藤紗代	012
No. 12	クリアッシュ® をご存知ですか？　レンズの汚れや水滴付着が劇的に改善！	吉田直久	013
No. 13	拡大内視鏡検査時の意外な盲点　自分が ESD 術者という気持ちで！	辻陽介	014
No. 14	拡大観察って難しい？　スコープ固定法のちょっとしたコツ	平澤欣吾	015
No. 15	NBI 拡大観察時に大リーグボール養成ギプス？	吉田将雄	016
No. 16	拡大観察のコツ　ちょっとした汚れに「送水ボタン」？	吉田将雄	017
No. 17	咽頭癌，頸部食道癌を見落とさないために	鼻岡昇	018
No. 18	食道洗浄のポイント"右向いて！　入れて戻す！"	北村陽子	019
No. 19	喉の違和感は逆流性食道炎？	植木信江	020
No. 20	食道・頭頸部癌のリスクはヨード色素内視鏡で評価を！	堅田親利	021
No. 21	「染色ムラ」の少ない食道ルゴール撒布法	土岐真朗	022
No. 22	体位変換で大彎を観察する！	平澤俊明	023
No. 23	胃の観察は萎縮性胃炎の診断から	神崎洋光	024
No. 24	胃癌の境界診断や同定に迷ったら，L-メントール製剤やペパーミントオイルを胃癌自体に撒いてみるべし！	引地拓人	025
No. 25	馬場と猪木では育て方が違う　緊急内視鏡検査のお作法	吉村大輔	026
No. 26	黄色調の胃癌を探せ！	平澤俊明	027
No. 27	意外に忘れる白色光観察のポイント	濱本英剛	028
No. 28	白色光観察で大切なこと	大久保政雄	029
No. 29	通常観察，見落としなく観察できていますか？	若槻俊之	030
No. 30	通常観察，見落としなく観察できていますか？　パート 2	若槻俊之	031

No.	タイトル	著者	ページ
No. 31	インジゴカルミンはなくならない　拡大内視鏡？　その前に！	竹内洋司	032
No. 32	内視鏡観察は基本が大事　侮るなかれインジゴカルミン	港洋平	033
No. 33	シリンジ1本で胃全体にインジゴ撒布する方法	滝沢耕平	034
No. 34	インジゴカルミンの前に酢酸を撒布してみよう	落合康利	035
No. 35	胃癌範囲診断で酢酸＋インジゴカルミン撒布観察を行う場合には…	佐野村洋次	036
No. 36	今日の EUS は画像が悪いなぁ〜（T_T）　そんなときはここをチェック!!	吉永繁高	037
No. 37	LCI で見えないものが見えてきます！	土肥統	038
No. 38	軟性鏡は釣竿と同じ　胃の拡大内視鏡観察　ベストポジションへのアプローチの極意	内多訓久	039
No. 39	胃の拡大内視鏡のコツ	内多訓久	040
No. 40	胃の拡大観察における浸水法はシリンジ2本がお勧め!!	藤原昌子	041
No. 41	NBI 併用拡大内視鏡観察（浸水法）のフルズームのコツ	上山浩也	042
No. 42	拡大観察困難症例のフルズームのコツ（充満法）	上山浩也, 赤澤陽一	043
No. 43	穴と溝の奇妙な関係　拡大内視鏡イメージ	川村昌司	044
No. 44	十二指腸表面型腫瘍を見つけたら	前畑忠輝	045
No. 45	5年に2回の大腸内視鏡検査　適正な大腸内視鏡検査頻度は？	河村卓二	046
No. 46	前処置が不十分な下部消化管内視鏡施行時の工夫	森田周子	047
No. 47	大腸内視鏡検査　足を組んで検査していませんか？	村元喬	048
No. 48	ちょっと得する大腸内視鏡の jet 活用法	南雲大暢	049
No. 49	無痛大腸内視鏡が「イタイ」検査にならないように　屈曲部はあえてのプッシュも悪くない，全ては患者さんのために	千葉秀幸	050
No. 50	大腸内視鏡挿入　いつもと違う…そんなときは	梅木清孝	051
No. 51	S 状結腸でループを作らない大腸内視鏡挿入　浸水法による短縮法の実現	淺井哲	052
No. 52	浸水法による大腸内視鏡挿入	松坂浩史	053
No. 53	横行結腸 γ-loop 解除方法の必須ポイント	笹島圭太	054
No. 54	大腸内視鏡挿入や治療における意外なワナ　腸間膜遺残症例に対する対応	望月暁	055
No. 55	大腸内視鏡の拡大内視鏡観察で役立つアングルロック	池原久朝	056
No. 56	大腸拡大内視鏡,「押さえ棒？」があれば怖くない?!	下田良	057
No. 57	「ねじれ対策」備えあれば憂いなし	権勉成	058
No. 58	SBE 挿入時にはスライディングチューブにテンションを掛けよう	髙木亮, 小橋川嘉泉	059
No. 59	胆道狭窄，膵管狭窄をうまく突破するには乳頭との距離が大事！	松森友昭	060
No. 60	超音波内視鏡下穿刺術（EUS-FNA）の肝は第3の手にあり！	麻生暁	061
No. 61	EUS-FNA　腫瘍はこの部分を狙って刺せ！	輿儀竜治	062
No. 62	EUS-FNA の穿刺ルートに血管があるときは「クランク法」を用いるべし！	西村誠	063

診断の Tips　　　　　　　　　　　　　　　　　　　　　　Diagnosis Tips

No. 63	意外と身近で遭遇しているかもしれない「食道アカラシア」	南ひとみ	066
No. 64	食道アカラシアの内視鏡診断には，STショートフードの装着を！	塩飽洋生	067
No. 65	深達度診断にはコツがある！	野中康一	068
No. 66	早期胃癌　深達度診断の基本中の基本	加藤元彦	069
No. 67	胃病変　生検するか悩むときの一手　MCDLを知っていますか？	濱本英剛	070
No. 68	"先生！この胃NET，ESDしていいですか？" 胃NET診療で知っておきたいこと	菓裕貴	071
No. 69	たかが生検，されど生検，生検を侮ることなかれ	藤城光弘	072
No. 70	内視鏡治療後の検体は転写シールみたいに楽チン固定	小野敏嗣	074
No. 71	お金をあまりかけずに好きな場所できれいに標本写真を撮る方法	名和田義高	075
No. 72	進行癌を見つけたら	髙木浩一	076
No. 73	微小胃癌に対する診療の問題点とコツ	岸埜高明	077
No. 74	胆管ブラシ細胞診のひと工夫	松林宏行	078

治療の Tips　　　　　　　　　　　　　　　　　　　　　　Treatment Tips

No. 75	局注はソフトクリームのイメージで	小野敏嗣	080
No. 76	局注「命」	木村晴	081
No. 77	あえて腫瘍を貫く局注	梅木清孝	082
No. 78	ステロイド局注はナイフの water jet で楽しく！	由雄敏之	083
No. 79	知らないと損する！　食道ESD後狭窄予防のコツ 狭窄とステロイドによる狭窄予防のメカニズムを細胞レベルで理解しよう！	野中康一	084
No. 80	グローブMサイズ以上限定!?　two-fingers method "誰かスコープ持って！"といいたくなる方に	今井健一郎	085
No. 81	手が小さい人のためのアングル活用術	堀井城一朗	086
No. 82	ESDでは，右手はスコープを持つべきか，デバイスを持つべきか？	山本克己	087
No. 83	左手の薬指に仕事をさせるべし！	池田晴夫	088
No. 84	ESDはペダルワークが重要！	森田圭紀	089
No. 85	飛べないペンギンでも…	草野央	090
No. 86	イスに座って大腸ESDをしてみませんか？	林武雅	091
No. 87	胃ESD　近づきにくいときはおなかを押してみよう！　腹部圧迫近接法	土肥統	092
No. 88	内視鏡先端の動きをイメージできていますか？	山口真二郎	093
No. 89	病変とスコープの位置関係を意識していますか？	前田有紀	094
No. 90	ESDなど内視鏡治療のための日常診療でできる簡便なトレーニング	八田和久	095
No. 91	ESDのスタートでつまずかないために　プレカットは慎重に	矢田智之	096

No.	タイトル	著者	ページ
No. 92	きれいなマーキングで快適な食道ESDを！	佐々木文郷	097
No. 93	大腸ESD時の周辺切開は局注の穴をマーキング代わりに	大仁田賢	098
No. 94	スピーディーな大腸ESDを目指して	鈴木拓人	099
No. 95	先端先細りタイプの透明フードの装着がESDの難易度を下げる!?	吉田亮	100
No. 96	ESD後出血の潰瘍底に付着した血餅をいかに剝がすか	北村陽子	101
No. 97	大腸ESD初学者のための安全なカウンタートラクション リング糸を用いて	西山典子	102
No. 98	大腸ESD標本の新たな回収法「TED法」	根本大樹	103
No. 99	病変を吸引回収できない！ そんなときに助かるひと工夫	岸田圭弘	104
No. 100	大腸EMRで病変の口側を残さないスネアリングのコツ	和田祥城	105
No. 101	Tip-in EMR simply modified EMR 大型大腸腫瘍を一括摘除するためのひと工夫	髙田和典	106
No. 102	私が行っているcold snare polypectomyを紹介します！	本田徹郎	107
No. 103	Cold polypectomyを行うときに拡大内視鏡を使っていますか？	吉田俊太郎	108
No. 104	お得なESTと砕石術 「くの字」にしてストレスフリーなESTを	江口考明	109
No. 105	"ESTでうまく切れない…"そんなときは乳頭の位置を再確認！	土屋貴愛	110
No. 106	非乳頭部十二指腸腫瘍の内視鏡治療は大腸用スコープを使ってみませんか？	山崎泰史	111
No. 107	ガイドワイヤーは指の腹で回せ！ 助手のスペシャリストを目指そう	松本和幸	112
No. 108	バルーンカテーテルは180 (one-eighty) methodで簡単に調節できる！	藤江慎也	113
No. 109	初めての超音波内視鏡下囊胞ドレナージ（EUS-CD）はトラブル続き	佐藤晋一郎	114
No. 110	スタートでつまずかない！ プラスチックステント抜去の2ポイント	佐藤高光	115
No. 111	胆管マルチステンティングのコツ	松本和幸	116
No. 112	憩室出血は憩室内部の観察が重要	東玲治	117
No. 113	憩室出血を現行犯で押さえたら，留置スネアで結紮しましょう！	林芳和	118
No. 114	"うまい！"といわれるクリップ止血術	滝本見吾	119
No. 115	大腸憩室出血の出血点に対するクリッピングのコツ	岸埜高明	120
No. 116	クリップ締め直し三段階法で成功率UPを	隅田頼信	121
No. 117	大きな創面のクリップ縫縮は，面作りが鍵	小原英幹	122
No. 118	"ナイス！"な介助のために 止血クリップの向き	大野亜希子	123
No. 119	新しい経鼻イレウスチューブ挿入法「先端バルーン法」	山口太輔	124

心構えのTips　　　　　　　　　　　Mental Attitude Tips

No.	タイトル	著者	ページ
No. 120	カメラはともだち	田沼徳真	126
No. 121	治療手技は，いかにイメージできるかが大切	野中哲	127
No. 122	私の心に残った三つの言葉	吉永繁高	128

No.	タイトル	著者	頁
No. 123	内視鏡の「軸」	横井千寿	129
No. 124	術者観察のコツ　技は見て盗め?!	細谷和也	130
No. 125	皆さんは看護師と情報共有していますか？　「ブリーフィング」導入のすゝめ	赤松拓司	131
No. 126	米国でESDを実践するためのコツ	西村誠	132
No. 127	癌を一つ見つけたら二つ目を探そう！	角嶋直美	133
No. 128	あえて精神論も　大腸内視鏡の心構え	近藤慎太郎	134
No. 129	下部消化管内視鏡の上達のコツ	加地英輔	135

他科からのアドバイス＆メッセージ　　Advice & Message

No.	タイトル	著者	頁
No. 130	【病理科】消化管専門病理医は内視鏡医が育てる	市原真	138
No. 131	【病理科】病理医にとってうれしい病理検査依頼書	藤原美奈子	139
No. 132	【神経内科】神経内科医から内視鏡医へ，ちょっとだけ前向きなメッセージ	代田悠一郎	140
No. 133	【精神科】ベンゾジアゼピンで奇異反応を起こしたら	伊勢仁信	141
No. 134	【麻酔科】内視鏡の鎮静は難しい！	馬屋原拓	142
No. 135	【循環器内科】抗血栓薬投与中の患者さんへの内視鏡前の対応の変遷	石田純一	143
No. 136	【内分泌内科】安全な検査のために	代田翠	144
No. 137	【腎臓内科】まじめな人のまれな話？	濱崎敬文	145
No. 138	【放射線科】たかが憩室出血，されど憩室出血	海野俊之	146
No. 139	【大腸肛門科】大腸内視鏡検査時の肛門部視診・指診・肛門観察のススメ	稲次直樹	147
No. 140	【産婦人科】拡大内視鏡が子宮頸癌の早期診断に役立つ!？	内多訓久	148

索引

数字索引	149
欧文索引	149
和文索引	150

ブックデザイン：大倉真一郎

QR コードによる動画配信について

　本書の付録として，各所に掲載されている QR コードをスマートフォン，タブレット PC などで読み取ると Web を経由して関連する動画を再生することができます.

　QR コードを読み取って動画を再生する場合は，以下の注意点を必ずお読みくださいますようお願い申し上げます.

【ご注意】

- 動画を再生する場合，お客様と携帯電話会社の契約に基づきパケット通信料が発生いたします. ご使用のスマートフォン，タブレット PC などがパケット定額サービスなどにご加入されていない場合，**多額のパケット通信料が請求されるおそれがありますのでご注意ください.**
- 動画再生などで発生したパケット通信料については，お客様のご負担となります.
- 配信動画は，お客様への予告なしに変更・修正が行われることがあります. また，予告なしに配信を停止することもありますので，ご了承ください.
- 動画視聴の推奨環境（2018 年 10 月時点）.

　デスクトップ

　■ Windows 10 / 8.1 / 7

　　Microsoft Edge 最新バージョン / Internet Explorer 11 / Chrome 最新バージョン / Firefox 最新バージョン

　■ Mac 10.10 / 10.9 / 10.8

　　Safari 最新バージョン / Chrome 最新バージョン / Firefox 最新バージョン

　モバイル

　■ iOS 9.3.5 以上

　■ Android 5.0 以上

　※更新情報は以下をご確認ください.
　https://megadoga.jp/faq/

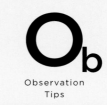

観察の Tips

観察の Tips　　　　　　　　　　　　　　No. 1

優しい内視鏡のための右手の使い方

矢野友規（国立がん研究センター東病院 消化管内視鏡科）

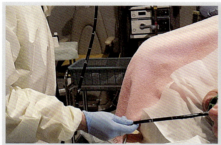

Fig.1　上部消化管内視鏡検査では，先端から 20 数 cm 辺りを右手で持つことが推奨されている．

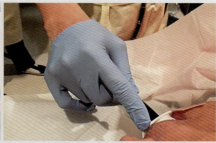

Fig.2　咽頭を観察する際には，なるべく口に近い位置で内視鏡を右手で持ち，「右手人さし指」の先端をマウスピースに当てて固定し，親指，中指，薬指で内視鏡を軽くつかんでゆっくり動かす．

通常の上部消化管内視鏡検査では，左手で操作部を持ち操作するため，右手はスコープに添える程度に優しく持つようにします．

右手で内視鏡を強く握ってしまうと内視鏡は硬くなり，患者さんの苦痛が大きくなることもあって，基本的には右手はあまり使いません．

また，一般的に，上部消化管内視鏡検査では，食道挿入時に持ち替えなくてよいように，先端から 20 数 cm 辺りを右手で持つことが推奨されています（**Fig.1**）．

近年，飲酒喫煙に関連したハイリスクの患者さん（詳しくは，Tips No.20 を参照）では，食道への挿入前に，NBI などの特殊光を用いて咽喉頭を系統的に観察することが推奨されています．

咽頭の詳細な観察は，愛護的に小さな動きで観察しないと咽頭反射を来しやすく，一度反射を引き起こしてしまうと，詳細な観察が難しくなります．

私は，咽頭を観察するときには，なるべく口に近い位置で内視鏡を右手で持ちます．さらに，「右手人差し指」の先端をマウスピースに当てて固定し，親指，中指，薬指で内視鏡を軽くつかんでゆっくり動かすようにしています（**Fig.2**）．

こうすることで，特に咽頭反射が強い患者さんにおいて，愛護的な咽頭観察がやりやすくなり，Tips としてお勧めですので試してみてください．

観察の Tips　　　　　　　　　　　　　　　　　　　No. 2

"前回より楽だった"といわれる上部消化管内視鏡検査とは…

今川敦（医療法人社団 今川内科医院）

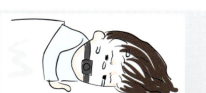

Fig.1　"先生…胃カメラってつらいっす．もう帰っていいですか？"

　上部消化管内視鏡検査は内視鏡医にとって最も基本的な手技ですが，患者さんにとっては大きなイベントです（**Fig.1**）．

　頻度が多いため，苦痛のない検査を行えば，医師への信頼感や評価が上がります．今まで先輩医師たちに教えてもらってきた，味のあるちょっとしたコツを紹介します．

① 咽頭壁に当てない

　挿入時にスペースがない場合は"あー"と発声させて，口蓋垂を挙上させスペースを広げます．中下咽頭では少し up を掛けて，後壁（背側）ギリギリに沿って挿入すれば，スコープが咽頭壁に接触せず嘔吐反射が減ります．

② エアーは 8 割

　観察時にエアーを入れて診ることは大切ですが，体位変換（仰臥位）で大彎のひだは広がります．他の部位でも胃内をパンパンにして患者さんを苦しめなくても，エアーは 8 割で十分観察可能ですので，検査中は細かい吸引を併用しましょう．

③ 胃前庭部への挿入

　幽門輪に向かうとき，深呼吸もしくは蠕動に合わせて軽く力を入れるだけで，自然にスコープは進みます．雑に押し込むと嘔吐反射が促されるので，ゆっくりと無駄な動きをなくすことが大切です[1]．

④ 一度は被検者に

　自信満々の若手医師の検査を受けてみましょう．患者さんの気持ちが分かるようになり，細やかな配慮ができるようになります．

　以上のポイントをちょっと意識するだけで，無鎮静の患者さんからも"前回より楽だった"という最高の褒め言葉がいただけて，検査後に一人ニヤッとすることができます．

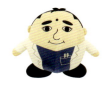

今川内科医院・
公認ゆるキャラ
「あっちゃん先生」．

文献
1) 藤城光弘，他．はじめての上部消化管内視鏡ポケットマニュアル．南江堂，2014

観察の Tips　　　　　　　　　　　　　　　　　　No. 3

患者さんを「苦」ではなく「く」に
内視鏡で喉をより楽に通過させるには

大前知也（JR東京総合病院 消化器内科）

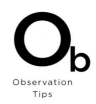
Observation Tips

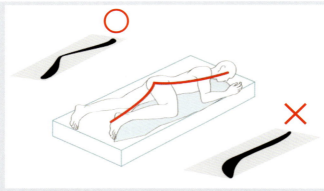

Fig.1　体の軸が検査台の上で「く」の字になるようなイメージで横になってもらう．

　上部消化管内視鏡を始めて最初の壁は「喉を通過させる」ことだと思いますが，初心者だけでなく経験を重ねた術者でも，喉の通過が難しい患者さんはいます．

　そんなときは患者さんの体位を見直すとうまくいくことがあります．

　教科書では「患者さんを左側臥位にし，右大腿を少し前屈させ右膝を屈曲させる」とされていますが，もう一工夫加えてみてください．

　多くの患者さんは検査台に案内すると，体の長軸が検査台の長軸と平行に横になります．

　上から見るとちょうどひらがなの「し」のような感じです．

　そうすると顔の向きは検査台の長軸と直角になるので，内視鏡は直角に近い鋭角のカーブを通って狭い食道入口部を通過させなくてはなりません．

　そこで，術者から見て腰部を検査台の向こう側，頭部と足を検査台の手前側に，ちょうど体の軸が検査台の上で「く」の字になるようなイメージで横になってもらうと，自然と顎を上げて前に突き出す，いわゆる sniffing position になります（**Fig.1**）．

　口から食道入口部にかけてのカーブが緩やかになり，左梨状陥凹と食道入口部の隙間も広がって喉を通りやすくなりますので，ぜひお試しください．

観察のTips　No.4

鎮静スコアで快適で安心な内視鏡検査をしていますか？

山田貴教（磐田市立総合病院 消化器内科）

Observation Tips

Table.1　ラムゼイスコア.

スコア	反応
1	不安そう，いらいらしている，落ち着かない
2	協力的，静穏，見当識がある
3	命令にのみ反応する
4	傾眠，眉間への軽い叩打または強い聴覚刺激にすぐ反応
5	傾眠，眉間への軽い叩打または強い聴覚刺激に緩慢に反応
6	刺激に反応せず

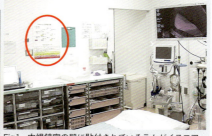

Fig.1　内視鏡室の壁に貼付されているラムゼイスコア.

　内視鏡検査・治療による苦痛緩和のため，鎮静が用いられる機会は増えています．

　そんな状況の中，過鎮静の危険がある一方で，鎮静が不十分なために患者さんの満足を得られない場合や体動により検査・治療の継続が困難になることも経験します．

　そこで，当科での経験から，ラムゼイ（鎮静）スコア導入による快適で安心な内視鏡を提案します．

　鎮静スコアの記録は学会から推奨されているものの，私の把握した限りでは，決して多くの施設で導入されているわけではないようです．

　当科では，鎮静法（薬）が統一されておらず，統一を行う前段階としてラムゼイスコアを導入したのですが，スコアの導入により鎮静に関するトラブルが減り，現状では鎮静法の統一を推し進める理由もなくなってしまったほどです．

　当科の検討では，ラムゼイスコアの導入によりERCP時の激しい体動で用手的な抑制を要する頻度が減り，鎮静薬使用量も減少する効果が出ています．これはESDにおいても同様の印象があります．

　また，情報を共有することで，術者と看護師とのコミュニケーションも円滑になり，術者のストレス軽減，チームの一体化にも大きな効用があると実感しています．

　当科では，試験的にラムゼイスコアとRASS（鎮静スケール）を記録してみましたが，簡便さから5分ごとにラムゼイスコアを記録・報告する運用としています．

　文字数の都合から，ラムゼイスコアはTable.1を参考にしていただきますが，当科では経口の処置はスコア3～4，下部の処置はスコア2～3を目標にしています（Fig.1）．

観察のTips No.5

"検査したの?"といわれる内視鏡鎮静法

磯村好洋（杏雲堂病院 消化器内科）

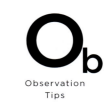

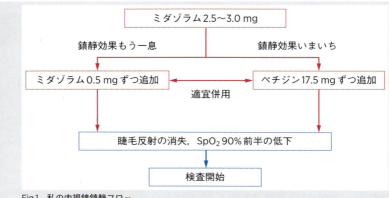

Fig.1　私の内視鏡鎮静フロー.

　患者さんにできるだけ楽にカメラを受けていただけるように，日々精進を重ねることは内視鏡医にとって重要なことです．

　丁寧な操作，言葉掛けが重要であることはいうまでもありません．

　さらに鎮静薬を使用することで，圧倒的に検査満足度を高めることができます．

　鎮静薬としてはミダゾラム，ジアゼパム，ペチジン，ペンタゾシンなどが使用されることが多いと思います．

　私はミダゾラム 2.5～3.0 mg を基準に，適宜 0.5 mg ずつ追加し，効果不十分であればペチジンも併用しています（**Fig.1**）．

　適正な鎮静が得られているかの指標には，睫毛反射の消失を確認することが簡便で有用です．SpO_2（経皮的動脈血酸素飽和度）で

は90％前半くらいが目安となります．

　高齢者では呼吸抑制を来しやすいため，ミダゾラム 1.0～1.5 mg 程度の少量からの慎重投与が必要です．

　そのような状態で検査を行うと，ほとんどの患者さんで検査中の記憶がなく，検査満足度を高めることができると思います．

　検査後には拮抗薬フルマゼニル 0.2 mg を投与し，覚醒不十分であれば 0.1 mg ずつ追加します．1時間ほどの観察時間をとって，しっかり覚醒したことを確認してから帰宅とします．

　検査の結果説明は原則当日に行いますが，健忘を来すこともあるため，後日別の機会を設ける配慮が必要なこともあります．

観察の Tips　No. 6

上部内視鏡において
ゲップを抑えるセリック手技

池原久朝（日本大学医学部 内科学系消化器肝臓内科学分野）

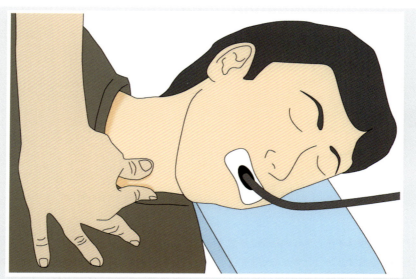

Fig.1　セリック手技（Sellick's maneuver）.

上部内視鏡検査では，十分な送気を行い，胃大彎のひだとひだの間を広げてから胃体部大彎の観察を行います．

しかし，LES（lower esophageal sphincter）の収縮が弱い症例においては，ゲップのため胃の十分な拡張が容易に得られません．

その際は，セリック手技（Sellick's maneuver）を行うことにより，ゲップを抑制することが可能です．

同手技は，輪状軟骨を押すことにより背側の食道を圧排します．

救急で full stomach の患者の気管内挿管時において，胃内容物の逆流防止目的に行う手技です[1]．

内視鏡検査で応用する際は，ごく軽く押さえる程度で十分にゲップの抑制効果が得られます．

文献
1) Sellick BA. Cricoid pressure to control regurgitation of stomach contents during induction of anaesthesia. Lancet 2：404-406, 1961

観察の Tips　No. 7

スコープが抜けるときは，おなかと左手首を使え！

菊池大輔（虎の門病院 消化器内科）

Observation Tips

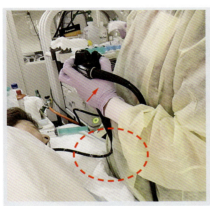

Fig.1　うまい，おなかと左手首の使い方．

　処置具を操作するときに内視鏡を手放すと視野が崩れてしまうときがあります．

　このようなときに，two-fingers method[1]（Tips No.80 を参照）やスマートシューター®（トップ社）[2] は有用です．

　しかし，もっと簡便かつ有効なちょっとしたコツがあります．

　それが「うまい，おなかと左手首の使い方」です（**Fig.1**）．

　処置具の操作中にスコープが抜けそうなときには，おなかでスコープを押さえ込んで阻止します（**Fig.1 赤点線**）．

　内視鏡の研修中に当時の上司が"太るのはよくないことばかりではないぞ．おなかでスコープが押さえられて便利だぞ"とおっしゃっていたのを時々思い出します．

　それと同時に，上方向（**Fig.1 赤矢印**）に左手首を返すと，より内視鏡が抜けなくなってしまいます．前庭部の処置などでスコープをプッシュしていないと抜けてしまうときには，この方法は便利です．

　右手を内視鏡から離しても内視鏡画像が少しもずれず，介助者から処置具をもらって，適切な視野のもとで処置を行うことが可能になります．非常にスマートな手技です．ぜひお試しください．

文献
1) Nishizawa T, et al. Control of the treatment device for endoscopy by the left hand : two-fingers method. Gastrointest Endosc 80（6）: 1206-1207, 2014
2) Kikuchi D, et al. A new device for simultaneous manipulation of an endoscope and a treatment device during procedures : an ex vivo animal study. Endoscopy 46（11）: 977-980, 2014

観察の Tips　　　　　　　　　　　　　　　　No. 8

「ぬるぬる」スコープを握っていませんか？

大野和也（静岡県立総合病院 消化管内科）

Observation Tips

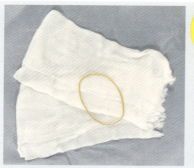

Fig.1　用意するもの（濡れガーゼ二枚と輪ゴム）．

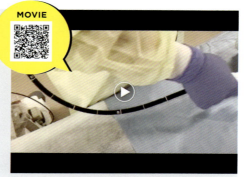

Mov.1　滑らかに可動する"濡れガーゼ"グリップ．

　内視鏡の指導書ではアングル操作を行う左手の重要性を説いていますが，右手に関する記載は多くありません．今回は右手のグリップに関する工夫をご紹介します．

　スコープ把持にはガーゼを用いることが多いと思いますが，精査内視鏡や ESD 中にガーゼを何枚も落として散乱させていませんか？　また，検査に夢中になり唾液や潤滑剤で「ぬるぬる」になったスコープを力一杯握りしめている光景も見かけます．これでは効率的な内視鏡操作はできません．この対策として，濡れガーゼをスコープに巻き，輪ゴムを留めて作るグリップが有効です（Fig.1）．

①ガーゼ二枚（お好みでそれ以上）による太いグリップの作成
　→「ものを回す場合に回そうとする中心点から離れている方が，小さい力でものを回転させることができる」という力のモーメントを利用する．

②濡れガーゼ
　→潤滑剤を塗った乾きガーゼよりも長時間にわたりスコープと干渉せずに滑らかに可動する（Mov.1）．

③輪ゴム
　→ガーゼを適度に固定し，その落下も防止する．

　欠点は検査前にスコープに輪ゴムを通す手間を忘れやすいことです．もちろん検査中に内視鏡を光源から抜けばよいのですが…．また，太過ぎるグリップは処置具の繊細な操作を妨げるので要注意です．長時間の内視鏡治療には自分に合ったグリップ作りが大切です．

観察のTips　　　　　　　　　　　　　　No. 9

左右アングルを
上手に使えていますか？

大久保政雄（山王病院 消化器センター）

Ob
Observation
Tips

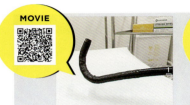

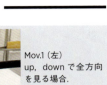

Mov.1（左）
up，down で全方向を見る場合．
Mov.2（右）
アングルを使用する場合．

　通常の内視鏡検査の基本は被検者に苦痛を与えないことです．なぜなら，上部で苦痛があれば体動が出て画像がブレますし，下部は痛みにより蠕動が強くなるので，自ら通常観察を困難にさせています．

　上部では，どうしても咽頭部に内視鏡が当たってしまうので，内視鏡自体をグイグイ動かされると不快度が増すのは容易に想像できますよね？

　また，食道を観察するときに病変が見にくいから内視鏡を回転させると，後で位置関係が分からなくなりますよね？

　それは胃も大腸も同じです．

　また，下部の挿入時でも管腔を追いかけて内視鏡をねじりすぎると，屈曲が強くなり，より挿入を困難にしてしまいます．

　内視鏡検査は，内視鏡の軸を意識して行うことが大切です．

　Up アングルが曲がる方向を中心にまっすぐな棒をイメージすると，どの程度回転するのかが分かってくると思います．

　Up，down，右手の内視鏡回転のみである程度できますが，そこに左右アングルを使うとより内視鏡の可動域が広がります．

　内視鏡をあまり動かさずに全方向の検査が可能なため，被検者の苦痛を軽減することができますし，画面も安定し管腔全体を見渡すことが可能となります．

　病変の見落としも減り，同じ軸方向に揃えることで後から誰が写真を見返してもその位置にあると認識できるようになります．

　処置時は，病変を 6 時方向に持っていかなければ，安全かつ確実な処置が行えないため，内視鏡を回転させなければなりせん．

　無理な体勢での処置は事故にもつながります．でも，それも左右アングルをうまく使えれば，より容易にその角度に持っていくことが可能となります．

　手が小さくて左右アングルに届かないという方は，左右アングルを見やすい方向に一度軽くロックをかけて内視鏡を回転させるのがいいと思いますが，届かないと思っていても，意外と左手を意識して練習しているうちに左右アングルが使えるようになってきます．左手がうまく使えるようになると，内視鏡の世界が広がりますよ．

観察の Tips　　　　　　　　　　　　　　　　　　　　　　No. 10

フードの上手な使い方

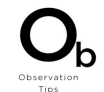
Observation Tips

若槻俊之（岡山医療センター 消化器科）

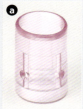

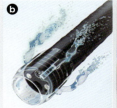

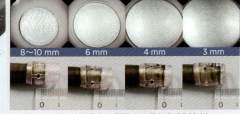

Fig.1　エラスティック・タッチ（トップ社）．
Fig.1a　スリット＆ホール型 M ロング．
Fig.1b　エラスティック・タッチ使用イメージ．

Fig.2　フードの突出長と，画面での見え方（非拡大）．

Table.1　フードの突出長と，画面での見え方（非拡大）と最適な場面．

3 mm	フードが画面から消える	陥凹性病変の精査時
4 mm	左端が画面から切れる	生検時，隆起性病変の精査時
6 mm	下端が画面から切れる	マーキング時，止血処置時

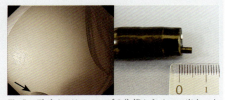

Fig.3　デバイスはスコープの先端から 4 mm 出ないと内視鏡画面上には見えない．

　通常観察時，精査時，処置時，いかなる場面でもフードをうまく使うことで観察や処置の質は向上します．そこで，ちょっとしたフード使用のコツをお話ししたいと思います．

　今回説明するのは，エラスティック・タッチ スリット＆ホール型 M ロング（トップ社，**Fig.1**）についてです．

　これは適合内視鏡先端部外径が 9.8〜10.6 mm ですので，GIF-H260Z での使用となります．GIF-H290Z や GIF-Q260J では先端部外径が合いませんので，エラスティック・タッチ スリット＆ホール型 F-010 の使用をお勧めします．

　まず，フードの突出長と，画面での見え方（非拡大）についてです（**Fig.2**，**Table.1**）．

　そして，押さえてほしい知識ですが，デバイスはスコープの先端から 4 mm 出ないと内視鏡画面上には見えてきません（**Fig.3**）．

　このように，基本的なフード長とデバイス，視野の関係を理解しておくことは大切です．

　また，今回は割愛しましたが，黒フード装着時は突出長 2 mm です．

　私は食道観察時には黒フードを使用し，胃内の精査，処置時にはエラスティック・タッチ スリット＆ホール型 M ロングを使用することが多いです．ぜひお試しください．

観察の Tips　　　　　　　　　　　　　　　　No. 11

"病変が見えない…"でも，
ちょっと工夫すればスッキリー！

伊藤紗代（静岡県立静岡がんセンター 内視鏡科）

Observation
Tips

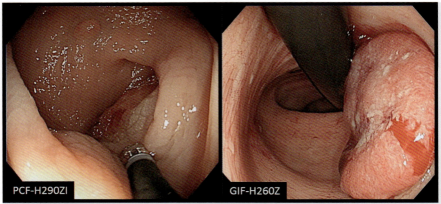

Fig.1　大腸内視鏡観察像．　　　　　　　　　Fig.2　上部用スコープでの反転観察像．

　大腸癌の精査内視鏡にて．
　"さて，きれいな写真を撮るぞ〜！"と意気込んで検査をはじめたものの，"あれ？　あれぇ？？　病変が全然見えない…"という経験ありませんか？
　そんなときに便利な NT tube (non-traumatic tube，通称ビオクタニンチューブ) ですが，屈曲部に病変が存在する際（特に直腸 S 状部や上部直腸）には病変の全景を捉えることが難しい場合があります．
　チューブで押さえたり，空気量を調節したり，体位変換したり，そうこうしているうちに出血させてしまい評価できない…，なんてことも（Fig.1）．
　そこで使用するのは上部用スコープ！
　上部スコープの反転観察により，見えなかった病変の口側が見えるようになります．
　スッキリー！！（Fig.2）
　上部用スコープでの反転観察は，直腸や肛門病変においてとても有効です．病変があることが分かったら，深部挿入する前でも，手間を惜しまずスコープを変えてみてください．診断において説得力のある画像が撮れるかもしれません．
　ただし，無理な反転は偶発症を来す可能性もありますから注意が必要ですね．

観察の Tips　　　　　　　　　　　　　　　　　　　No. 12

クリアッシュ®をご存知ですか？
レンズの汚れや水滴付着が劇的に改善！

吉田直久（京都府立医科大学大学院医学研究科 消化器内科学）

Observation Tips

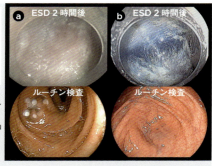

Fig.1　クリアッシュ®の使用法
❶レンズへの塗布．綿棒やガーゼで塗布する．❷送水タンク添加法．200 mL の水，ガスコン® 1 mL，クリアッシュ® 1 mL を添加．❸鉗子口注入法．先端を大腸壁に押し当てフード内に 30 秒浸透．
Fig.2　クリアッシュ®の使用効果
a クリアッシュ®がないとき．b クリアッシュ®があるとき．

　内視鏡的検査・治療において，レンズへの水滴付着や汚れは手技の妨げとなります．

　筆者ら[1]は，富士フイルム社，ナガセ医薬品社と協力し，新規レンズクリーナー（クリアッシュ®）を 2015 年に開発しました．

　人体に安全な界面活性剤を用い，基礎実験にて水滴防止効果，防曇効果が証明されています．大腸 ESD において，クリアッシュ®は従来のクリーナーと比べ，汚れの頻度が 14.1 % vs. 33.0 %，高度の汚れの頻度が 2.1 % vs. 8.7 % といずれも有意な減少（$p<0.05$）を示しています[1]．

　そしてその効果をさらに増すためには，レンズへの塗布に加えて送水タンクへの添加をすることが効果的です（Fig.1）．その配分はカクテルのようにクリアッシュ® 5 プッシュ（約 1.0 mL）を送水タンク 200 mL の水に加え，消泡剤としてガスコン®も 1.0 mL 加えて使用します．この送水タンク法が内視鏡機器へ悪影響がないこともすでに確認しています．それでも汚くなる場合にはボトルからシリンジでクリアッシュ® 5 mL を鉗子口から注入し，レンズ先端を大腸壁に押し当ててフード内で 30 秒浸透させると汚れは完全に除去されます．さらに，クリアッシュ®は上部の ESD においても有効性が確認されています．

　人体に安全な成分で，スプレー式による清潔な使用が可能なクリアッシュ®は，レンズ塗布や送水ボトルへの添加によりクリアな視野での ESD，水滴付着の少ないルーチン検査を実現します（Fig.2）[2]．

文献
1) Yoshida N, et al. Risk of lens cloudiness during colorectal endoscopic submucosal dissection and ability of a novel lens cleaner to maintain and restore endoscopic view. Dig Endosc 27（5）：609-617, 2015
2) Yoshida N, et al. A novel lens cleaner to prevent water drop adhesions during colonoscopy and esophagogastroduodenoscopy. Endosc Int Open 5（12）：E1235-E1241, 2017

観察のTips　　　　　　　　　　　　　　　　　No. 13

拡大内視鏡検査時の
意外な盲点
自分が ESD 術者という気持ちで！

辻陽介（東京大学 消化器内科）

Observation Tips

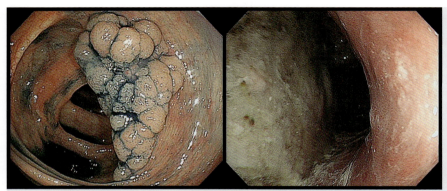

Fig.1　大腸腫瘍の全体像を撮影．レポート本文には，このときの体位，さらにインジゴカルミンが画面左下に貯留していることから重力方向も記載している．

Fig.2　通常の内視鏡検査時にも胃内に残渣が多かったが「ESD 術前に絶食必要」などのコメントがレポートになく，病棟担当医が通常どおりに朝食止めを指示．ESD 時残渣多量で治療が延期になってしまった．

　上部・下部内視鏡ともに，拡大内視鏡検査を担当する機会が増えていると思います．拡大内視鏡のコツについてはさまざまな教科書などで語られていると思うのですが，忘れられがちなことがあるので，そのことを書いてみたいと思います．

　拡大内視鏡検査が，ESD 治療の術前検査として行われることも多いと思います．みんな NBI の所見，クリスタルバイオレット染色の所見など，一生懸命レポートに書いています．これはとっても重要です．ただ，ESD の術者が内視鏡レポートを見ても，"さて，で，結局この腫瘍の場所はどこなのかな？""腫瘍は全体でどういう形をしているのかな？""スコープの操作性はどうなのかな？""ESD 困難症例かな？"といった情報が全然書かれていないことがしばしばあります．これでは困るわけです．

　「**自分がこの症例の ESD 術者だったら**」という気持ちで検査を行い，**自分が術者だったらどういう情報が欲しいか**を考えてみましょう．

- 腫瘍について，白色光・インジゴカルミン撒布像の中景・遠景写真を残す．
- スコープの操作性も記載する（特に，大腸腫瘍の場合はスコープの挿入性・paradoxical movement の有無・適切な体位・腸管前処置の工夫の必要性など）．
- 胃切除後の場合は，通常の朝食止めの処置での胃内残渣についても重要な情報です．

　「**術者の気持ちに立って考えて検査をする**」ことでよい術前拡大内視鏡レポートになります！

観察のTips | No. 14

拡大観察って難しい？
スコープ固定法のちょっとしたコツ

平澤欣吾（横浜市立大学附属市民総合医療センター 内視鏡部）

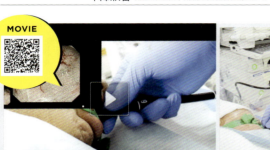

Mov.1 「マウスピース」でのスコープ固定法．

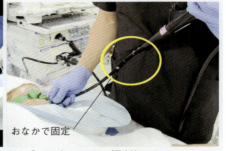

おなかで固定

Fig.1 「おなか」でのスコープ固定法．

　最近はNBIやBLIが普及して，拡大観察の機会がとても増えました．

　"俺は毎日ガンガンフルズームだぜ！"という猛者には釈迦に説法ですが，拡大観察を始めて間もない先生は，きれいな拡大写真を撮るのに，苦労した経験が必ずあるはずです．

　呼吸や蠕動，心拍動の影響など，拡大視野で静止画を撮る際の妨げはいろいろありますよね．

　ピントのあった写真を撮るために大事なことは，いわずもがな，「いかにスコープを固定するか？」です．

　拡大時代になって，今まで以上に有効なスコープ固定の必要性を感じます．もちろんESDなどにおいても，同一の視野で動かさないスコープ固定は必須ですよね．

　私は日頃，上部拡大内視鏡を行う際に，とにかくスコープを固定する支点を大事にしています．

　その最も効果的な場所が「マウスピース」です．マウスピースに指を固定したまま，手先のちょっとした動きでスコープを出し入れしたり回転させると，非常に安定した視野が保てます（Mov.1）．

　その次に支点として有用な場所は「おなか」です（Fig.1）．支点を多くして，なおかつ口元でしっかり固定することで，スコープ静止の精度が必ず高まります．

　ぜひ一度お試しください．

観察のTips　　　　　　　　　　　　　　　　　　　　　　　No. 15

NBI拡大観察時に
大リーグボール養成ギプス？

吉田将雄（静岡県立静岡がんセンター 内視鏡科）

Ob
Observation
Tips

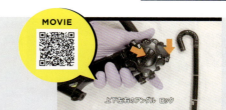

Mov.1　アングルフリー．

Mov.2　アングルロック．

星飛雄馬をご存知でしょうか．

そう，巨人の星（『週刊少年マガジン』1966～1971年）という漫画の主人公です．

飛雄馬は大リーグボールという魔球を投げるためにとんでもない威力のバネがついた特殊なギプスを上半身にまとい，トレーニングをしました（現代では児童虐待にあたります）．

当然，大リーグボール養成ギプス着用後は食事もままならない程に身動きが制限されてしまいました（その結果，大リーグボールの投球に成功）．

さて，筆者が静岡がんセンターに来て，最初にいわれたことは"上部内視鏡検査では左右アングルをロックしなさい"でした．

実際にやってみると苦労なくできていたスコープ操作ができなくなり，通常の上部内視鏡検査を1件終えるのに15～20分もかかるようになりました．それでも，そのうち苦労なく検査できるようになり，このアングルロックの意味も分かってきました．「安定した内視鏡視野が楽に確保できる」ということです．

特に拡大観察時にはわずかにスコープを移動させていく操作が必要です．アングルの振れ幅が大きいと視野が一気に変わってしまいます．拡大レバーを左手の親指で調節している際に，上下左右のアングルの固定が少しおろそかになる方も多いと思います．

また，左手の中指や薬指などでアングルを固定するように心がけていても，実は微妙に動いています．

そこでアングルロックです．現在では左右アングルのみならず，上下アングルもロックして拡大観察することもあります．一度お試しあれ．

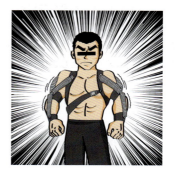

観察のTips　　　　　　　　　　　　　　　　　　　　　　　No. 16

拡大観察のコツ　ちょっとした汚れに「送水ボタン」?

吉田将雄（静岡県立静岡がんセンター 内視鏡科）

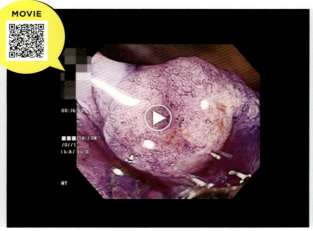

Mov.1 「送水ボタン」を使っての観察対象の洗浄.

当院では，どの写真を研究会に出しても恥ずかしくないように，一枚一枚きれいな写真を撮影するよう厳しく指導されます．

そこで今回は，写真の質を向上させるためのちょっとしたコツをご紹介します．

皆さん，内視鏡検査中レンズに付着した汚れを落とすときに「送水ボタン」を押して画面をきれいにしていると思います．

実は「送水ボタン」によるレンズ面への送水は，観察対象のちょっとした汚れを落とすことにも非常に役立ちます．

拡大観察中に粘液，気泡，血液などが病変に付着していることに気付くことってありますよね．

鉗子口からの送水はデバイスを挿入していると行えませんし，ちょっとした汚れに対してわざわざシリンジを持つのも面倒です（というと怒られそうですね）．

また，ウォータージェットでは，超近接時には思った所に当たりませんし，出血させてしまう可能性があります．

そこで，「送水ボタン」を使って観察対象の洗浄を行ってみましょう（**Mov.1**）．

拡大観察中に「送水ボタン」でレンズをきれいにすると，近接視野（レンズの近く）もきれいになるのです．

特にLSTの精査時には重宝します．また，咽頭や食道術後吻合部などの誤嚥リスクの高い場所の観察においても有用です．

ぜひ一度お試しあれ．

観察の Tips　　　　　　　　　　　No. 17

咽頭癌, 頸部食道癌を
見落とさないために

鼻岡 昇（大阪赤十字病院 消化管内科）

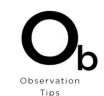
Observation
Tips

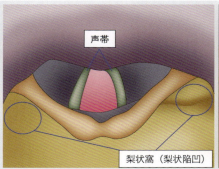

Fig.1 梨状窩（梨状陥凹）の観察（非発声時）.

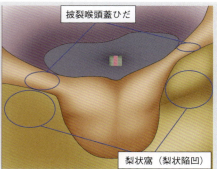

Fig.2 発声時の梨状窩（梨状陥凹）.
"イー"や"エー"と発声してもらうと披裂喉頭蓋ひだが喉頭側に挙上し, 観察しやすくなる.

　頭頸部, 食道の表在癌の拾い上げにはNBIによる観察が有用であることが多くの臨床研究で明らかになってきました[1]．

　咽頭の観察では咽頭反射を惹起させないために, できるだけ喉頭や咽頭との接触を避け, 愛護的に観察します. しかしながら, いったん咽頭反射が生じるとその後の観察が困難になります.

　下咽頭を観察するコツとして, 喉頭を遠くから観察できる位置（中咽頭後壁付近）で被検者に発声してもらい, 喉頭を挙上させた状態で観察すると左右の梨状窩がより広く観察できます.

　また, 経鼻内視鏡検査で被検者に息こらえをしてもらいながら観察すると, 喉頭がさらに挙上するため下咽頭後壁や輪状後部を詳細に観察できることがあります.

　咽頭の観察の後は食道の観察です. 内視鏡が食道に入った段階で胸部上部食道に一気に進んでいることが多いため, 挿入時には頸部食道の観察ができていないことが多々あります. そのため, 頸部食道に関しては, 抜去時にNBIで観察する方がよいでしょう. 頸部食道は気管と椎体から左排され, 狭小化しているため, 送気して管腔を広げながら観察すると病変の見落としを防ぐことができます.

文献
1) Muto M, et al. Early detection of superficial squamous cell carcinoma in the head and neck region and esophagus by narrow band imaging : a multicenter randomized controlled trial. J Clin Oncol 28 (9) : 1566-1572, 2010

観察の Tips　　　　　　　　　　　　　　　　　　　No. 18

食道洗浄のポイント
"右向いて！入れて戻す！"

北村陽子（市立奈良病院 消化器内科）

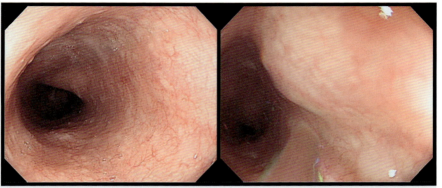

Fig.1　上切歯列 20〜25 cm で止まる．食道は粘液の付着が多い．

Fig.2　右アングルをかけて 50 mL のシリンジで勢いよくガスコン水を注水する．

　上部消化管内視鏡のスクリーニングにおいて質の高い検査を心がけることはもちろんですが，無駄な時間を省いた効率のよい検査を目指す必要もあります．

　無駄な時間を省くには，効率のよい洗浄が大切です．

　食道粘膜は唾液や泡が付着しており，十分な観察を行うためには食道の洗浄が必要です（Fig.1）．内視鏡を進めるたびに粘液などがあり，10〜20 mL のシリンジを用いて何度も頻回に洗浄しているということはないでしょうか？

　食道洗浄のポイントは，"右向いて！入れて戻す！"です．内視鏡を食道内に挿入したら上切歯列から 20〜25 cm のところで止まります．被検者は左側臥位になっているので水は左側（8〜9 時）方向に溜まります．ですから，食道右壁にめがけて右アングルを掛けて 50 mL のシリンジでガスコン水を勢いよく注水し粘膜を洗浄（Fig.2）すると，注水した洗浄液は反時計まわりの流れができ肛門側に流れていきます．注水し終わったらアングルを戻し，直ちにこの水を吸引します．吸引すると，肛門側に流れた洗浄水が口側まで戻ってきて，行って帰って 2 度粘膜を洗えることになります．

　洗浄水を注水する際，誤嚥予防のために，患者さんには"食道の粘膜を洗います．むせないように息を止めてください"と声掛けを行い，息止めをしてもらっている間に，注水と吸引を終わらせます．

　簡単でかなり有用です．食道を洗浄する回数が格段に減ると思います．

　ぜひ一度お試しください．

観察の Tips　　　　　　　　　　　　　　　　　No. 19

喉の違和感は逆流性食道炎？

植木信江（日本医科大学武蔵小杉病院 消化器内科）

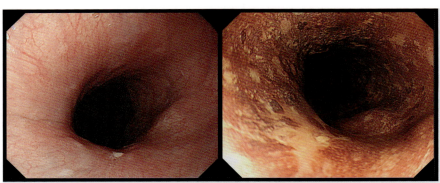

Fig.1　白色光像.

Fig.2　ヨード撒布像.
画像提供：慶應義塾大学医学部 腫瘍センター 低侵襲療法研究開発部門 矢作直久先生

"耳鼻咽喉科で喉には異常がないので，逆流性食道炎かもしれません．消化器内科で胃カメラを受けてくださいといわれました"このような患者さんによく遭遇すると思います．

年齢が若く，女性だと，食道癌のリスクが低いため，"逆流性食道炎かな？"と思って内視鏡検査を行うかもしれません．

上部消化管内視鏡検査では入口部を通過するとき，非鎮静下ではいかに楽に入れてあげるかを気に掛けます．

入口部を通過後は，ほっとしてそのまま頸部食道を通り過ぎて，観察を始めてしまいそうになるかもしれません．

しかし，ここでいったん入口部ぎりぎりまで内視鏡を抜いて観察しましょう．

そして，最後に食道から抜去するときは胃粘膜島（inlet patch）を見つける姿勢で観察しましょう．頸部食道癌が隠れているかもしれません！

2011年の日本食道学会の全国調査によると，占拠部位は頸部食道が4.5％で最も少なく，多い順に，胸部中部食道47.8％，胸部下部食道27.2％，胸部上部食道13.0％，腹部食道7.1％でした[1]．

胃粘膜島の発生頻度は0.18〜14％と報告されています[2]．逆流症状，咽頭違和感，嚥下困難感，嗄声などの原因となりうるだけでなく，胃粘膜島からの腺癌の発生の報告も散見されます．

文献
1) Tachimori Y, et al. Comprehensive registry of esophageal cancer in Japan, 2011. Esophagus 15（3）：127-152,2018
2) Leshchinskiy S, et al. The inlet patch. Abdom Radiol（NY），2018 [Epub ahead of print]

観察の Tips　　　　　　　　　　　　　　　　No. 20

食道・頭頸部癌のリスクは
ヨード色素内視鏡で評価を！

堅田親利（北里大学医学部 消化器内科学）

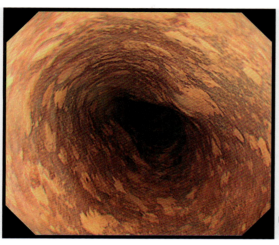

Fig.1　異型上皮はヨード不染帯として認識される.

　飲酒由来のアセトアルデヒドは，食道・頭頸部癌における Group 1 の発癌物質として，2009 年に国際がん研究機関（International Agency for Research on Cancer；IARC）に認定されています．

　アルデヒド脱水酵素 2（aldehyde dehydrogenase-2；ALDH2）欠損者はアセトアルデヒドが体内に蓄積しやすいため，アルコールを摂取し続けると食道・頭頸部癌を発生するリスクが高くなります．

　ビールコップ 1 杯程度の少量の飲酒で顔面が紅潮する体質の人（フラッシャー）は，そのほとんどが ALDH2 欠損者です．

　飲酒後は，血中・呼気中・唾液中のアセトアルデヒド濃度が上昇し，アセトアルデヒドの慢性的な曝露によって食道・頭頸部粘膜の TP53 癌抑制遺伝子に変異を来し，異型上皮を発生する傾向があります．

　異型上皮はヨード不染帯として認識され（Fig.1），多発ヨード不染帯を伴う粘膜からは，食道・頭頸部癌が多発性に発生する傾向があります（field cancerization）．

　これまで表在癌の診断目的に使用してきたヨード色素内視鏡は，リスク評価方法としても有用な手段であることを知っておくとハイリスク者の同定および早期発見につながるでしょう．

文献
1) Katada C, et al. Alcohol Consumption and Multiple Dysplastic Lesions Increase Risk of Squamous Cell Carcinoma in the Esophagus, Head, and Neck. Gastroenterology 151 (5)：860-869, 2016

観察のTips　　　　　　　　　　　　　　　　No. 21

「染色ムラ」の少ない食道ルゴール撒布法

土岐真朗（杏林大学医学部付属病院 消化器内科）

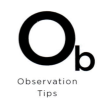

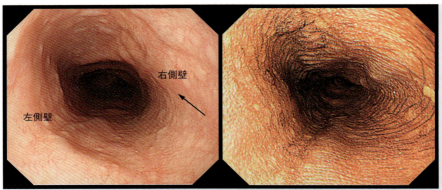

Fig.1　食道の右側壁に沿って矢印方向に撒布していく．このときのポイントは，この状態から吸引をかけて食道を少ししぼませることである．撒布し終えたら，直ちに誤嚥防止とルゴール液を食道胃接合部まで行き渡らせる目的で一度送気しながらスコープを進める．

Fig.2　食道をしぼませるようなイメージで細かく吸引と送気を繰り返すと「染色ムラ」のないヨード染色が得られる．

　多くの施設では，食道のヨード染色は細径の撒布チューブを用いて行いますが，症例によっては撒布してくれる看護師さんと息が合わず染色液が足りなくなったり，「染色ムラ」ができたりすることがあります．そこで，術者一人で撒布でき，さらに「染色ムラ」も非常に少ない撒布方法をご紹介します．

　「染色ムラ」を予防するため，食道は十分洗浄しておきましょう．

　通常，ルゴール液は撒布チューブを用いて食道胃接合部から撒布していきますが，ご紹介するのは，ヨード液を頸部食道より撒布チューブを用いずに直接撒布する方法です．

　実際の方法ですが，まず，頸部食道までスコープを引き，吸引をかけて食道を少ししぼませてから，食道の右側壁に沿って（検査は左側臥位で行うため）優しくルゴール液を20 mLのシリンジを用いて鉗子口から直接撒布していきます（**Fig.1**）．

　「染色ムラ」が見られた場合は，食道をしぼませるようなイメージで細かく吸引と送気を繰り返すと「染色ムラ」もなくなり美しい染色が得られます（**Fig.2**）．

　ぜひ一度お試しあれ．

観察の Tips　　　　　　　　　　　　　　No. 22

体位変換で大彎を観察する！

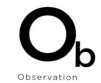
Observation Tips

平澤俊明（がん研有明病院 消化器内科）

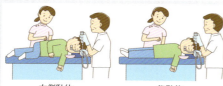

　　左側臥位　　　　　仰臥位　　　Fig.1　左側臥位と仰臥位.

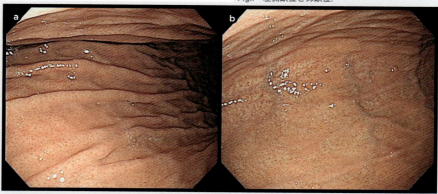

Fig.2a 左側臥位.　Fig.2b 仰臥位.
左側臥位では胃体部大彎前壁は広がらず，この部位に癌があっても見逃してしまう．体位変換を行い，仰臥位にすると空気の移動が起こり，胃体部大彎前壁が広がり，観察が可能となる．

　胃の体部大彎は未分化型胃癌の好発部位です．しかし，胃体部大彎の病変はひだの間に隠れてしまい，ひだを広げて観察しないと，見逃してしまうことがあります．

　この部位の病変は，毎年，内視鏡検査をしていたのに発見された際にはSM癌だったり，ひどい場合は進行癌だったということも少なくありません．しかし，胃体中上部大彎は，なかなかひだの間が広がらないことをしばしば経験します．

　そんなときに，体位変換がとても有用です．左側臥位から仰臥位気味に体位を変換すると，空気の移動が起こり，胃体部大彎のひだの間が広がり，観察が容易になります（Fig.1，2）．

　この際に，患者さんが誤嚥しないように顔は左を向いたままにして，胃体部大彎の観察が終わったら，左側臥位に戻すようにしましょう．

　このようなちょっとした体位変換により，内視鏡観察の質が向上します．ぜひお試しください．

観察のTips　　　　　　　　　　　　　　　　No. 23

胃の観察は
萎縮性胃炎の診断から

神崎洋光（岡山大学大学院医歯薬学総合研究科 消化器・肝臓内科学）

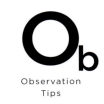

Observation Tips

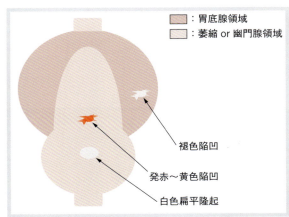

Fig.1　萎縮性胃炎がある症例の注目すべき所見.

　上部消化管内視鏡検査の目的として胃癌の早期発見があると思いますが，何となく胃を全体的に見るだけでは見逃してしまうかもしれません．胃には発癌しやすい場所と肉眼的特徴があると思います．

　萎縮性胃炎のある症例では，その領域に分化型癌が発生するリスクが高いと考えられます．萎縮性胃炎の範囲にもよりますが，胃前庭部から主に胃体部小彎にかけて単発性の発赤～黄色陥凹，発赤もしくは白色調の扁平隆起がないかを調べましょう (Fig.1)．

　また，インジゴカルミン撒布は，萎縮のない領域よりも萎縮のある領域で効果が高いです．萎縮性胃炎の範囲が広い症例では積極的にその領域に行うべきだと思います．

　一方で，胃底腺領域では未分化型癌の発生を中心に検査を行い，胃体部大彎の胃底腺粘膜に褪色調の不整形の陥凹がないかをチェックしましょう (Fig.1)．

　萎縮性胃炎のない，おそらくピロリ菌の感染がない症例に癌が発生することはまれですが，食道胃接合部癌が発生することもあります．油断せず食道胃接合部を中心に観察しましょう．

　また，胃の伸展性についても注意が必要です．しっかりと送気しても，ゲップで胃を伸展できなければ，スキルスタイプの胃癌も考えるべきです．

　それぞれの症例で胃癌のリスクは異なります．検査を行う際には，萎縮性胃炎の状態から，胃癌のリスクと病変の肉眼的特徴，発癌しやすい場所を認識して行うべきだと考えています．

観察の Tips　　　　　　　　　　　　　　　　No. 24

胃癌の境界診断や同定に迷ったら，L-メントール製剤やペパーミントオイルを胃癌自体に撒いてみるべし！

引地拓人（福島県立医科大学附属病院 内視鏡診療部）

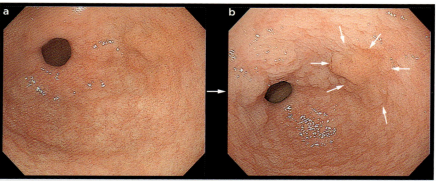

Fig.1　院内製剤ペパーミントオイル撒布後の胃癌像．
a 撒布前，b 撒布後．

　上部消化管内視鏡検査の際に，私は蠕動抑制を目的として，L-メントール製剤（ミンクリア®）や院内製剤ペパーミントオイルを胃前庭部に撒布しています．

　あるとき，ペパーミントオイルを撒布した後，それまで指摘されてなかった胃前庭部の胃癌を見つけました[1]．

　胃癌の境界診断に，NBI 拡大観察が有用であることはいうまでもありません．

　しかし，クリニックや小さな病院では，上部の拡大観察用スコープがない施設もあり，そのような施設で内視鏡検査を施行していて，胃癌の境界診断に迷う症例や，病変が小さく同定すら難しい症例に遭遇することがあるでしょう．

　インジゴカルミンを撒布しても分からず，非拡大の NBI でも分からない．

　そのようなとき，ミンクリア® あるいはペパーミントオイルを，胃癌自体に撒布してみてください．鉗子チャンネルから直接撒布するだけです．

　すると，あら不思議．胃癌が浮き上がって見えることがあります（**Fig.1**）[2,3]．

　だまされたと思って，ぜひお試しあれ
（注：だまされても，一切の責任は負いません…笑）．

文献
1) Kikuchi H, et al. Clinical application of L-menthol in the upper gastrointestinal endoscopic procedure. Fukushima J Med Sci 61（2）；160-166, 2015
2) Hikichi T, et al. Utility of peppermint oil for endoscopic diagnosis of gastric tumors. Fukushima J Med Sci 57（2）：60-65, 2011
3) 藤城光弘，他．［座談会］L-メントール製剤の早期胃癌の内視鏡診断への影響について．診療と新薬 51（4）：381-393, 2014

観察の Tips　　　　　　　　　　　　　　　　No. 25

馬場と猪木では育て方が違う
緊急内視鏡検査のお作法

吉村大輔（済生会福岡総合病院 消化器内科）

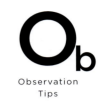

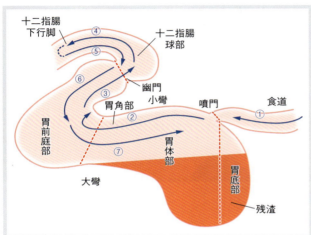

Fig.1　緊急内視鏡の観察手順.

　吐血や黒色便の全身状態が不安定な患者さんへの緊急上部内視鏡において，安全な手技を提供するには，適切な「読み」が必要です．

　出血が新鮮血であれば食道や接合部（時に口腔）の病変（静脈瘤やマロリー・ワイス症候群），黒色嘔吐であれば胃・十二指腸の出血性病変，黒色便が続くのに胃に異常がないときは思い切って十二指腸深部に挿入する，など出血の性状から部位を想定すると効率的です．

　胃内は出血残渣も多いため，観察手順をスクリーニングと同じ方法にする必要はありません．

　まず口腔内を見て内視鏡を挿入し，食道胃接合部（Fig.1①）を観察，次に最低限の送気を行いながら胃体部小彎を見下ろし，胃角部に進み（Fig.1②），軽く up アングルで胃角小彎を俯瞰したのち，胃前庭部，十二指腸球部に進みます（Fig.1③）．

　十二指腸球部はまず十分に水洗して新鮮血の有無を確認し，慎重に十二指腸下行脚まで進み，同じく水洗します（Fig.1④⑤）．

　胃に戻ったら丁寧に反転し（Fig.1⑥）胃体部小彎を見上げながら胃穹窿部に戻り，胃潰瘍好発部位の胃体上部後壁を確認します（Fig.1⑦）．

　出血病変の多い部位を手際よく確認するこの手順のどこかで，大部分の責任病変を同定可能です．

　"馬場と猪木では育て方が違う（力道山先生）"ように，"スクリーニングと緊急内視鏡では観察法が違う"と思っています．

観察の Tips　　　　　　　　　　　　　No. 26

黄色調の胃癌を探せ！

平澤俊明（がん研有明病院 消化器内科）

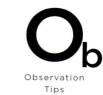

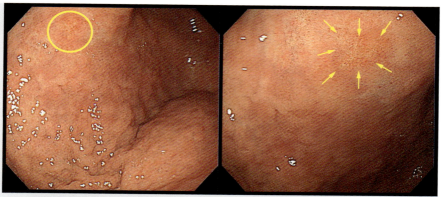

Fig.1　胃体下部前壁の早期胃癌（0-Ⅱc, 4 mm, tub1, M, UL0）.

　上部消化管内視鏡検査は見逃しが多い検査であり，胃癌の見逃し率は5〜26％と報告されています．しかも，経験が少ない医師は胃癌を有意に見逃しやすいとされています[1]．

　胃癌の発見には，色調の変化，粘膜表面構造の変化，自然出血，血管透見の消失などに気をつけて検査をする必要があります．色調の変化に関しては周囲との微妙な色調の変化に気が付かなくてはいけません．早期胃癌の色調は教科書的には発赤，白色，褪色などと表現されますが，実は黄色い胃癌も時々見かけます．

　黄色いといっても原色の黄色ではなく，周囲と比較して若干黄色調という程度です．

　このわずかな色調の違いを意識して検査を行うことにより，胃癌の発見率は向上するのです．

文献
1) Hosokawa, et al. Difference in accuracy between gastroscopy and colonoscopy for detection of cancer. Hepatogastroenterology 54 (74)：442-444, 2007

観察のTips　　　　　　　　　　　　　　　　No. 27

意外に忘れる
白色光観察のポイント

濱本英剛（永山消化器・内視鏡内科）

Ob
Observation
Tips

　病変の全体像の把握において白色光観察は依然重要です．ポイントを押さえた観察ができないと，重要な所見を見落としてしまいます．検査中は"何撮るんだっけ？"と焦るほど，ポイントを忘れてしまい，後で"あ，あの写真がない…"となりがちです．

　次の5つのポイントを押さえた観察を心掛けましょう．

　まず病変を，①遠景・中景・近景で押さえ，②見上げ，見下ろし各々々で撮影します．次いで，③正面視，斜め方向・接線方向から観察します．

- 正面視：背景粘膜との色調差，血管透見の消失に着目する．
- 斜めや接線方向：隆起の高さや立ち上がりの性状（なだらか・急峻），陥凹の深さや底の性状が捉えやすい．
- 接線方向：特に管腔における弧の変形・硬化の有無が捉えやすい．

　そして，④病変のど真ん中から外側へ病変の範囲を追いながら観察し（遠心的），逆に思い切り病変外から病変中央に迫るように観察します（求心的）．このとき，合わせて病変の背景粘膜を観察することが大切です．

　最後に，⑤空気量を変えながら，弧の変化や病変の硬さ，ひだ先端部の所見（先細り，棍棒状腫大や癒合）や走行異常を見ます．コツはできるだけ脱気した後に，送気をしながら，空気少量・中等量・大量（胃大彎のひだが

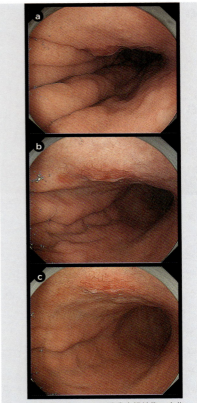

Fig.1　空気量の違いによる通常内視鏡像の変化．
Fig.1a　少量．Fig.1b　中等量．Fig.1c　大量．

消失するくらい，あるいはひだの間が観察可能なくらい）と連続で撮影することです（**Fig.1**）．

　検査の前にイメージトレーニングをして，病変精査に臨みましょう．そして白色光観察後に的を絞った拡大内視鏡観察や超音波内視鏡観察を加えましょう．

観察の Tips　　　　　　　　　　No. 28

白色光観察で大切なこと

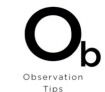

Observation Tips

大久保政雄（山王病院 消化器センター）

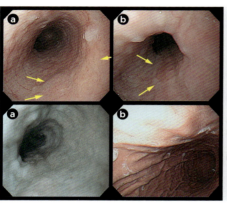

Fig.1　H260（オリンパス社），測光ピークで観察．
Fig.1a　全体を見て血管網（矢印）の途絶あり．この段階では"何かおかしい？"程度の観察．
Fig.1b　脱気すると，境界（矢印）がより明瞭となる．

Fig.2
Fig.2a　NBI では広範囲な brownish area を認めるが，病変が広く，通常血管もあり認識しにくい．
Fig.2b　オートで撮影すると，近接部の粘膜がハレーションを起こしきちんと観察ができていない．粘液が残存しているのも詳細な観察の邪魔になるのでよくガスコン水などで洗浄する．

　画像強調内視鏡検査（IEE）の発達により質的，量的診断が確実に向上しました．特に，食道病変の検索はまず IEE で検索するように指導されることも多く，IEE 観察も大切ですが，より強い光量が必要となります．しかし，依然重要な白色光観察において，強い光量では近接部がハレーションを起こし，粘膜の詳細な観察が困難となります．白色光観察で大切なことは，全景を見るというより，適度な距離感を保ち，口側の画像部がハレーションを起こさず，画面に映っている部位だけの観察に集中することです．

　当院では内視鏡の測光モードをピークで設定しています．NBI では暗く感じますが，白色光では近接の表面構造や血管構造も白とびせず，粘膜性状のコントラストがつきやすく，全体から見た異常所見を見つけやすくて詳細な観察もしやすいのです（オートでは手前の詳細な画像がハレーションで見えなくなる可能性があります．強い光を当てキャッチライトをフォローする方法もありますが，粘膜性状を正確に観察するためには近接部の反射光が邪魔になるからです）．

　次に大切なのが空気量です．癌を検索する際に，十分に臓器を伸展させる必要がある一方で，浅い病変は送気しすぎると検索が困難となることがあります．ある程度の送気で検索し，通常の臓器では認めにくい段差や病変の辺縁の陰影，全体から見た血管網の異常（途絶など）を捉えましょう．その後，脱気して病変を確認し，IEE などで最終的に確認した方が，時間効率がよいと思います．特に食道の NBI では炎症か癌か影なのか分かりにくいことがあります．どの臓器の観察でも白色光観察でまず大切なのは，病変との距離で，全体から見た異常所見と光の当たり具合，送気量に尽きると考えます．

観察の Tips　　　　　　　　　　　　　　　　　　No. 29

通常観察，見落としなく観察できていますか？

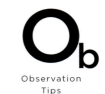
Observation Tips

若槻俊之（岡山医療センター 消化器内科）

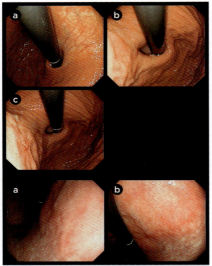

Fig.1a　胃体上部のUターン観察．後壁の一部がスコープで隠れている．
Fig.1b　Jターン＋右アングル＋軸を30度左に回転．
Fig.1c　1bからわずかにスコープを押し込むことで，体上中部後壁の観察が可能となる．
Fig.2a　胃体部後壁の観察は接線方向になりやすい．
Fig.2b　左アングルをかけて正面視での観察が必要．

　胃の通常観察において，皆さんはどのくらい時間をかけていますか？

　3分？　5分？　10分？　どれほど時間をかけても，病変が視野に入らなければ発見にも診断にも至りません．さらにいえば，適切な距離，角度から観察しなければ病変を見落とすことになるでしょう．

　今回は，特に胃内でも見落としが多い胃体部後壁について，観察法のコツを二つ述べたいと思います．

胃体部後壁 観察法のコツ

①胃体上部後壁はJターン時に観察を！
②胃体中下部後壁の反転観察は，左アングルを使って正面視を！

　①胃体上部後壁の一部は，Uターン観察時にスコープ裏に隠れてしまいます（Fig.1）．そのため，Jターン時に少し右アングルをかけ，軸を約30度左回転させて噴門部を観察し（Fig.1b），さらにスコープをわずかにプッシュして胃体上中部後壁まで観察することが死角をなくすポイントです！

　Fig1a，b，2で見えなかった吸いタコが，Fig.1cで観察できるのが分かりますか？

　②胃体部後壁をよく接線方向のまま観察する内視鏡医がいますが，危険です！（Fig.2a）

　左アングルをかけて，正面視での観察を心掛けてください！！（Fig.2b）

　もちろん，まず胃内の粘液や泡をきれいに洗浄することが基本ですし，空気量の調節，さまざまな角度からの観察や背景粘膜によるリスク領域を重視した観察はいうまでもありません．

　それに加えて，自身の内視鏡観察で死角となりやすい領域を把握し，そこを見るテクニックをつけることが大事です．

観察のTips　　　　　　　　　　　　　　　　No. 30

通常観察，見落としなく観察できていますか？　パート2

若槻俊之（岡山医療センター 消化器科）

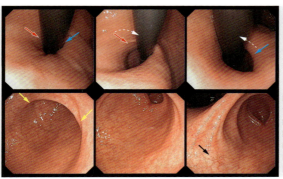

Fig.1（左上）　スコープに隠れた噴門部前後壁．
Fig.2（中上）　右アングル．
Fig.3（右上）　左アングル．
Fig.4（左下）　胃角裏の前後壁．
Fig.5（中下）　胃角裏後壁．
Fig.6（右下）　胃角裏前壁．

胃の通常観察のコツ，パート2，胃内でも見落としが多い部位である噴門部および胃角前後壁の観察方法のコツについてです．

①**噴門部の観察には左右アングルを使って死角をなくす！**

Jターンで噴門部を観察するとき，軸を約30度左回転させますが，そのままだと噴門部前後壁はスコープに隠れています．（**Fig.1** 赤・青矢印の領域）．スコープに隠れた死角を見るためには，右アングルをかけてスコープを画面右にシフトさせます．

それにより，噴門部前壁の赤矢印部分が観察しやすくなります（**Fig.2**）．また，この視野では見落としが多いとされる噴門直下小彎も正面視での観察が可能です．

さらに軸を約90度左に回転させ，今度は左アングルをかけてスコープを画面左にシフトさせることで噴門部後壁の青矢印部分の死角がなくなります（**Fig.3**）．

②**胃角前後壁は，胃前庭部挿入時に観察を！**

意外に見落としやすいのが胃角裏の前後壁です．胃体下部の見下ろし観察では胃角のひだに隠れて死角となるところがあります（**Fig.4** 黄矢印）．胃角裏後壁は胃前庭部へのスコープ挿入時に正面視できます（**Fig.5**）．このとき，意識的に見ることが重要です．

また，胃角裏前壁の観察は胃前庭部前壁の観察の際に，少しスコープを抜くことで死角をなくすことができます（**Fig.6**）．黒矢印の血管が **Fig.4** では見えていません．

胃角のひだ裏，意外と見ないで過ぎてしまうことが多く，見落としが多い部位です．

内視鏡の指導で，撮影した内視鏡画像を印刷し，並べて，どの部位が観察不十分なのかを把握してもらうことがあります．

自分の観察法のクセを知り，死角となりやすい領域を把握することは，とても大切なことだと思います．

観察の Tips　　　　　　　　　　　　　　　　　　　　No. 31

インジゴカルミンはなくならない
拡大内視鏡？　その前に！

竹内洋司（大阪国際がんセンター 消化器内科）

Observation Tips

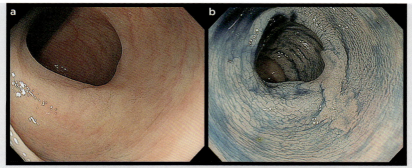

Fig.1a　インジゴカルミン撒布前.　　　　Fig.1b　インジゴカルミン撒布後.

　NBI や BLI といった equipment-based IEE は色素撒布が不要な上，拡大内視鏡観察と組み合わせることで微細血管構築像，微細表面構造も評価でき，より詳細な観察が可能なため，多くの内視鏡医が日々の診療で使用されているものと思います．もはやインジゴカルミンは不要である，という先生もおられます．

　しかし，拡大内視鏡観察は狭い視野での観察法となります．拡大観察のみで全体像を把握せずに診断していると，木を見て森を見ずということになり診断を誤ってしまうことがあるので，全体像を把握することは大切です．

　また，病変の全ての領域を拡大観察するのも手間ですので，非拡大観察により全体像を把握した上で拡大観察すべきところを絞り込むべきです．もちろん，深達度診断においても緊満感や台状挙上所見といった非拡大観察所見の把握は不可欠です．

　全体像の把握には，凹凸，色調変化，微細な形態の特徴を捉えることが重要であり，インジゴカルミンを撒布することでそれらを強調した全体像を観察することは大切です（Fig.1）．さらに大腸腫瘍の診断では，クリスタルバイオレットほど精緻ではないもののピット（腺管開口部の形態）の評価も可能となります．何といってもインジゴカルミン撒布像は美しい，そう思いませんか？

　一度拡大内視鏡観察をすると，内視鏡やフードの先端が病変に接触し，発赤や粘膜出血，浮腫が生じ，その後の非拡大観察に影響を及ぼします．チューブを用いずに鉗子口からシリンジで撒布すればそれほど時間はかかりません．また，インジゴカルミンを撒いた後でも特殊光を用いた拡大観察には影響を及ぼしません．

　拡大内視鏡？　その前に！　ぜひインジゴカルミンを撒布してみてください．

観察のTips　　　　　　　　　　　　　　　　　No. 32

内視鏡観察は基本が大事
侮るなかれインジゴカルミン

港洋平（Karolinska Institute, Department of Clinical Sciences, Danderyd Hospital, Division of Surgery）

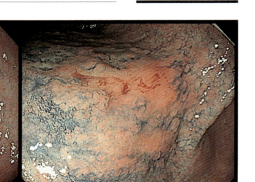

Fig.1　胃角前壁の萎縮境界にある範囲の不明瞭な表面隆起型の病変．

Fig.2　しっかり粘液を洗浄後，濃いインジゴカルミン（原液 0.4% を 4 倍希釈 → 2 倍希釈へ）を撒布し，30秒後に観察．

　最近では，若手内視鏡医は病変を見つけると，すぐに画像強調観察（IEE）や拡大観察をやりたがる傾向があるように思います．

　ちょっと待ってください．色素内視鏡をないがしろにしていませんか？

　胃の観察ではインジゴカルミン（indigo carmine；IC）が通常用いられますが，特に範囲診断においては，工夫次第で何倍も（時にはIEEや拡大よりも）有用な検査になります．

　また，病変と非接触で全体像を俯瞰して捉えることができるので，実際の治療の際などでも有用です．

　そのコツを二つ伝授しましょう．
　①濃度を変える
　②時間をおいてみる
　同じ検査と思えないくらい病変が浮かび上がってくるのが分かりますよね？（Fig.1，2）

　ちなみにその心は…．

　①ICは薄いと境界明瞭に，濃いと微細な凹凸の変化が鮮明になります．ただし，濃すぎるICは，粘稠性が増加し，凹凸が鈍になり不明瞭になります．われわれは，原液 0.4%IC を 4 倍希釈から開始して，最大 2 倍希釈まで使用しています．

　②胃壁の伸展刺激に伴って粘液分泌が，正常と腫瘍部分で異なるため，ICが病変部ではじかれて浮き上がって見えます．そのためには，IC撒布後，一度胃を過伸展させて粘液分泌を促し，少し待つことが必要です．

　「薄 → 濃」「胃壁伸展」「30秒待ち」で，ぜひ次回お試しあれ．

観察のTips No. 33

シリンジ1本で胃全体に
インジゴ撒布する方法

滝沢耕平（静岡県立静岡がんセンター 内視鏡科）

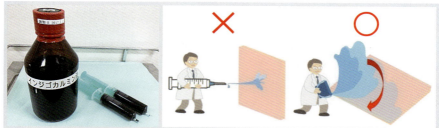

Fig.1　インジゴ製剤 10 mL と水道水 10 mL をシリンジに入れて用意する．

Fig.2　垂直に当てるのではなく，やや斜めから広い範囲に撒布する．

　当院でも初回の内視鏡検査時には必ず色素観察を実施し，胃全体への撒布を行っています．このとき，撒布チューブを用いる施設が多いと思いますが，当院ではシリンジ1〜2本で効率よく短時間で胃全体に撒布を行っており，そのコツを紹介します．

　まず，当院では薬剤部でインジゴカルミン製剤（0.4％，500 mL）を調製してもらいます（**Fig.1** 左の瓶，インジゴカルミン20 g＋精製水でトータル5,000 mLとしたもの）．それを検査当日の朝，25 mLのシリンジにインジゴ製剤10 mL＋水道水10 mLで20 mLとしたもの（**Fig.1** 右）を各部屋に多数用意しています．通常観察終了後，下記の手順でインジゴカルミンをシリンジで直接鉗子口から撒布します．

①胃内を適度に脱気する．
②胃前庭部大彎（p-ring 寄り）で数か所に分けて勢いよく撒布する．
③吸引はせずに鉗子チャンネル内のインジゴカルミンを，エアーシリンジで勢いよく胃体下部小彎付近でフラッシュする．
④少し空気を入れてインジゴカルミンがかかっていない場所を確認したら，そこにかかるように胃内の空気を完全に脱気（反転でfornixを脱気した後，見下ろしで脱気しながら食道まで戻る）し，fornixに溜まっていたインジゴカルミンを胃全体に行き渡らせる．
⑤再び空気を入れて確認し，どうしてもインジゴカルミンがかかっていない場所（胃体上部小彎後壁など）には躊躇せずもう1本シリンジを用いて撒布する．

　ポイントは重力と水の流れる方向を把握して撒布することです．また，Fig.2のように胃壁に対して垂直に当てるのではなく，やや斜めからバケツに入った水を広い範囲に撒くように撒布するのがコツです．

　当院ではシリンジ2本までで胃全体に撒けるようになれば撒布チューブは卒業としています．ぜひ一度お試しください．

観察の Tips　　　　　　　　　　　　　　　　　　No. 34

インジゴカルミンの前に
酢酸を撒布してみよう

落合康利（慶應義塾大学医学部 腫瘍センター 低侵襲療法研究開発部門）

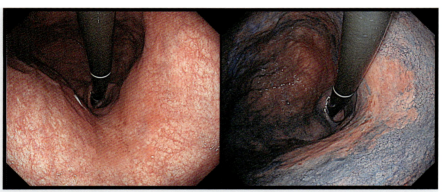

Fig.1　撒布前の通常内視鏡像.　　　　Fig.2　酢酸撒布後のインジゴカルミン撒布像.

　早期胃癌の術前範囲診断として，通常観察，インジゴカルミンによる色素観察，NBI 拡大観察などさまざまな方法が用いられます．

　しかし，境界が不明瞭で範囲診断に迷う場合も時にはあるでしょう．そんなときには，インジゴカルミンの前に酢酸を撒いてみてください．

　するとあら不思議！　癌のある場所だけくっきり抜けてくることがあります．

　これは癌部と非癌部の粘液の分泌の違いによるものだと考えられますが，インジゴカルミン単独のときよりも境界が明瞭になります．

　この方法だと境界が不明瞭な病変だけでなく，大型で細かく範囲を見ることが大変な病変のときに全景を捉えることが簡単になります（**Fig.1, 2**）．

　また，胃内全体に撒布すれば見落としていた病変を拾い上げることもできたりします．

　注意点としては，酢酸を撒くとベトベトしてしまうので，泡などをきれいに洗い流してから最後に撒布しましょう，ということです．

　困ったときには一度試してみてください．

胃癌範囲診断に酢酸＋インジゴカルミン撒布観察を行う場合には…

佐野村洋次（県立広島病院 内視鏡内科）

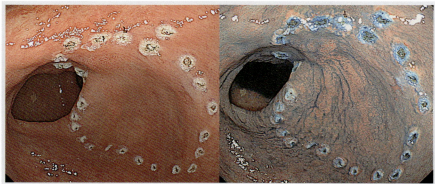

Fig.1　白色光観察．　　　　　　　　　Fig.2　酢酸＋インジゴカルミン撒布観察．

　白色光（**Fig.1**）やインジゴカルミン撒布，NBI拡大観察に加えて，酢酸＋インジゴカルミン撒布（**Fig.2**）で早期胃癌の範囲診断を行うことも多いと思います．

　私も有用な方法と実感していますが，観察時にいくつか注意すべき点があるので，思うままに記載してみました．

- **酢酸撒布直前に再度粘液を水で洗い流す！**

→粘液を洗い流すのは全ての観察の基本ですが，撒布直前にもう一度．

- **撒布前には病変および病変周囲をスコープでこすらない！**

→NBI拡大観察を頑張り過ぎてこすってしまうと，酢酸＋インジゴカルミン撒布時にこすった部分が赤くなり，誤診しやすくなります．撒布後も同様に，病変をスコープでこすったり，胃内の空気を吸引して病変を対側の胃壁と接触させたりしないようにしましょう．

- **撒布チューブではなく，シリンジで直接撒布する！**

→撒布チューブだと，気泡が病変や胃全体が広がって観察しにくくなります．

- **撒布直後，範囲不明瞭の場合も2～3分待ってみる！**

→酢酸＋インジゴカルミン撒布は，酸に対する癌と周囲粘膜の粘液分泌の違いにより有用といわれているので，しばらく待ってみると相対的に発赤した病変が浮かび上がってくることがあります．

　ESD時にNBI拡大観察でマーキングを行った後，酢酸＋インジゴカルミン撒布観察で範囲の確認を行うこともあります．NBI拡大観察の答え合わせみたいな感覚で，確認できると安心ですよね．

観察の Tips　No. 36

今日の EUS は画像が悪いなぁ〜 (T_T) そんなときはここをチェック!!

吉永繁高（国立がん研究センター中央病院 内視鏡科）

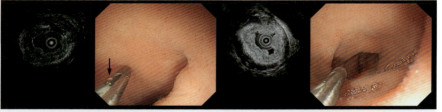

Fig.1　プローブの先端に気泡（矢印）あり．　　　Fig.2　プローブの先端に気泡なし．

　たま〜に EUS をやってみると"あれ，なんかイマイチだなぁ．EUS の画像ってこんなもんだっけ？"と思うことがあると思います．もちろんわれわれの腕の問題（？）もあるかもしれませんが，別に問題があるのかもしれません．

①周波数は適当ですか？

　早期癌を見るなら 20 MHz のような高周波数，大きな粘膜下腫瘍なら 12 MHz，膵臓などならば 5 MHz や 7.5 MHz のような低周波数というように，病変に応じて適切に用いなければよい画像は得られません．

②ゲイン，コントラストは適切ですか？

　好みもあると思いますが，これらも病変に応じて合わせる必要があります．直前に使用した人の好みに変更されているかもしれませんので要チェックです．

③メンテナンスはバッチリですか？

　Fig.1 は幽門輪上の病変をスキャンした際の画像ですが，左の EUS 像を見ると薄ぼんやりとして何が描出されているのか分かりません．右はそのときのプローブ先端の写真です．ちょっとメンテナンスをすると Fig.2 のように明瞭に描出されます．

　Fig.1 と Fig.2 のプローブ先端の画像の違いにそのヒントがありますが，お分かりになりますでしょうか？

　Fig.1 の矢印の先をよく見るとプローブの中に気泡が入っています．メカニカルラジアル型プローブは経時的変化により液体の中にこのような気泡を生じることがあります．専用機ならば液体の補充ができますが，細径プローブは補充できません．

　そのため，スキャンの前に先端から約 30 cm のところを持って先端を下にしてぐるぐる回す（振り回す？）ことにより遠心力で液体を先端に移すことができ，一時的に気泡が移動し Fig.2 のような良好な画像が得られます．保管の際に先端を下にして置くのも効果的です．

　Fig.1 のような小さな気泡でも画像は悪くなるのでメンテナンスはお忘れなく．

観察の Tips　　　　　　　　　　　No. 37

LCI で見えないものが見えてきます！

土肥統（京都府立医科大学大学院医学研究科 消化器内科学）

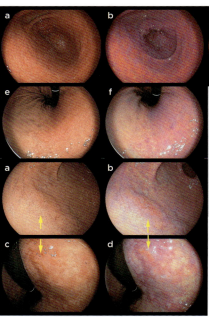

Fig.1　LCI の色変換と効果.
[腸上皮化生] a 白色光観察, b LCI 観察.
[H. pylori 感染胃炎] c 白色光観察, d LCI 観察.
[地図状発赤] e 白色光観察, f LCI 観察.

Fig.2　LCI の色変換と効果.
[胃体下部前壁] a 白色光観察, b LCI 観察.
[胃体中部後壁] c 白色光観察, d LCI 観察.

今回紹介する LCI（linked color imaging）は，狭帯域光で得られた画像を粘膜色付近の色分離がよくなるように，赤っぽい色はより赤く，白っぽい色はより白くなるよう強調しています．また，白色光画像に近く，遠景観察でも十分に明るいため，スクリーニング観察に適しています．

① LCI 観察での腸上皮化生・H. pylori 感染診断

LCI を用いると腸上皮化生はラベンダー色を呈するため，白色光と比べて診断が容易です（Fig.1a, b）．また LCI ではピロリ感染による胃底腺粘膜のびまん性発赤が強調され白色光と比べて診断が容易になります（Fig.1c, d）．また，ピロリ除菌後に特徴的な地図状発赤でも LCI は白色光と比べて強調されます（Fig.1e, f）．

② LCI 観察での早期胃癌診断

実際に LCI で発見した早期胃癌の症例を Fig.2 に示します．いずれも除菌後発見胃癌で，白色光観察では認識が難しいですが，LCI では地図状発赤の中にオレンジ色の病変が認識可能です．LCI では除菌後の地図状発赤に存在する胃癌も認識が容易になります．LCI で地図状発赤の中にオレンジ色の領域があれば除菌胃癌を疑ってよく見てください．

観察の Tips　　　　　　　　　　　　　　　　　　　No. 38

軟性鏡は釣竿と同じ
胃の拡大内視鏡観察 ベストポジションへのアプローチの極意

内多訓久（高知赤十字病院 消化器内科）

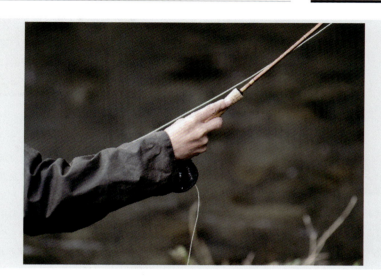

　魚釣りは，目に見えない海中の針先のわずかな情報を，釣竿を軽く握っている手で感じ取ります．

　軟性鏡である消化管内視鏡も釣竿と同じで，スコープを握る右手から，さまざまな目に見えない重要な情報を感じ取ることができます．

　ねじれ，わずかなたわみ，スコープ先端に加わる力，などです．

　しかし，右手に余分な力が入ってしまうと，その情報はたちまち失われます．特に初心者はすぐに力んでしまうため，右手の微妙なあたりを感じることができません．

　余分な力を抜いて，モニターでは見えない右手から得られる情報を感じ取ることが大切です．

　全ての内視鏡検査に共通することですが，胃の拡大内視鏡観察でもこの右手から得られる情報を頼りとして，病変までなるべくねじれやたわみを作らないようにアプローチし，スコープに無理のない形で先端を粘膜に接写し安定させると，右手を離して左手のみで，最大倍率での観察が可能となります．

　片手運転ができる，まさにこのポジションが拡大内視鏡観察のベストポジションといえます．

観察のTips　　　　　　　　　　　　No. 39

胃の拡大内視鏡のコツ

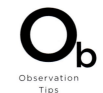

内多訓久（高知赤十字病院 消化器内科）

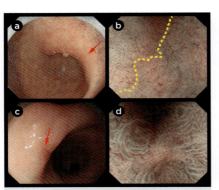

Fig.1
a 通常内視鏡所見．胃体下部から胃角にかけて表層拡大型の腫瘍を認める．口側の境界は不明瞭．赤矢印は拡大部．
b aの赤矢印の拡大内視鏡所見．黄色点線で示す部分が demarcation line．血管構築像の違いで明瞭に観察することが可能である．
c 通常内視鏡所見．胃角前壁の陥凹性病変，通常観察では胃癌と診断することは困難．赤矢印は拡大部．
d cの赤矢印の拡大内視鏡所見．陥凹部に沿って明らかな異常血管を認める．

　拡大内視鏡写真がきれいに撮れないと困っていませんか？　撮影技術が難しいといわれていますが，実は胃の拡大内視鏡の質は拡大観察に入る前の下準備で7割方は決まります．

　観察の邪魔物は，「粘液」「微少出血に伴うフィブリン」「残渣や粘液」「ガスコン交じりの汚水」で，これらを徹底的に排除する準備が大切です．

　まずは術前に制酸剤（PPI や H_2-blocker）を投与して炎症に伴う粘液を抑えます．観察時には病変部以外も含め胃の中を洗浄し極力きれいにすること，そして色素内視鏡観察の際にはインジゴカルミンを病変に優しく撒布し，観察後きれいに洗浄することです．

　インジゴカルミンの撒布を省略している施設も多いのではないかと思います．しかし，インジゴカルミンは粘液にも付着するので，通常では視認できないわずかな粘液もインジゴカルミンを洗浄することで間接的に除去されます．つまり，拡大内視鏡写真を美しく撮るためにも色素観察を先に行いインジゴカルミンを洗浄することは非常に有用です．

　次に出血に伴うフィブリンの付着です．もちろん出血をさせないように検査をする技術は重要ですが，少しの出血でもフィブリンが粘膜に付着するとかなり厄介になります．"少しの出血だから問題ない"と思ってもこまめに洗浄することが大切です．

　最後に，拡大観察時にはぜひ生理食塩水を使用してください．分泌される粘液の量が低下したりスコープと粘膜の摩擦が減ることでよりスムーズな拡大内視鏡観察が可能となります．

　これらは誰でもできることなので，ぜひやってみてください．

観察の Tips　　　　　　　　　　　　　　　　　　　No. 40

胃の拡大観察における浸水法はシリンジ2本がお勧め!!

藤原昌子（福岡大学筑紫病院 消化器内科）

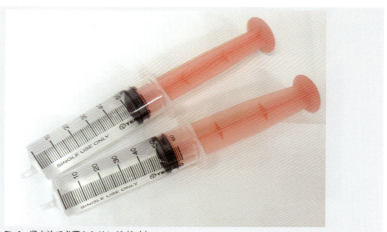

Fig.1　浸水法で必要なシリンジ（2本）.

八尾ら[1]が報告しているように，胃のNBI併用拡大内視鏡観察において，浸水法はハレーションを避けられる，分解能が上がる傾向にある，出血しにくいなどのメリットがあります．

当院では主に，black soft hood内に水を満たす方法で浸水法を行っており，その際，ウォータージェット機能や注水装置を使用する方法もありますが，私はシリンジを用いて注水を行っています．

まず，50 mLのシリンジに0.9%の生理食塩水（脱気水，水道水でも可）を2本ほど用意します（**Fig.1**）．

NBI併用拡大内視鏡観察を行う前に，胃の中の空気を十分に吸引して対象の部位に近づき，最大倍率で粘膜にフードを密着させ，シリンジで鉗子口から生理食塩水を注ぎます．ウォータージェット機能や注水装置を使う必要がないので，これらを準備する手間が省け，簡便に浸水観察ができます．

また，生理食塩水を使用した際には，特に高齢者の場合は塩分負荷を避けるため，注入した水を吸引する必要がありますが，シリンジ2本程度の水であれば短時間で吸引することができます．

文献
1) 八尾建史, 他. 手技の解説　胃粘膜微小血管構築像をターゲットにした胃拡大内視鏡観察手技. Gastroenterol Endosc 50 (4): 1145-1153, 2008

観察の Tips　　No. 41

NBI 併用拡大内視鏡観察
（浸水法）のフルズームのコツ

上山浩也（順天堂大学医学部 消化器内科）

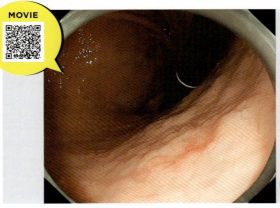

Mov.1　NBI 併用拡大内視鏡観察（浸水法）の実際の流れ.

　近年，わが国における早期胃癌の拡大内視鏡での診断アルゴリズムが確立されました[1].

　その中でも当院では，Yaoら[2,3]の提唱するVS classification systemを用いて胃癌診断を行っており，その診断に必要なフルズームの撮影のコツを解説します.

使用機材と設定

　scope：GIF-H260Z，black soft hood：MAJ-1990，設定（構造強調機能）：mode B level 8，前方送水機能：OFP（自動送水：水道水 or 生理食塩水）

実際の流れ（Mov.1）

① プロナーゼによる粘液除去＋通常観察終了後，病変が傷つかないように空気量を調節しながら，病変に垂直に当たるように吸引を用いて近づき，DL（demarcation line）内側の領域をフルズームで観察します.

② フルズームにした後，ガスコンを含まない水道水 or 生理食塩水で OFP（自動送水）のフットペダルを少し踏み，黒フード内に水を溜めて，微量の吸引・微量の送水・細かいカメラ操作でピントが合うように調節します.

③ その状態で病変の全周を追うため，病変が傷つかないようこまめに送水しながら，病変上を水の膜で滑るようにカメラを少しずつ動かして撮影します.

文献
1) Muto M, et al. Magnifying endoscopy simple diagnostic algorithm for early gastric cancer (MESDA-G). Dig Endosc 28 (4)：379-393, 2016
2) 八尾建史. 胃粘膜における NBI 併用拡大内視鏡所見の成り立ちと診断体系（VS classification system），胃と腸 46 (8)：1279-1285, 2011
3) Yao K, et al. Magnifying endoscopy for diagnosing and delineating early gastric cancer. Endoscopy 41 (5)：462-467, 2009

観察の Tips　　　　　　　　　　　　　　　　　　　No. 42

拡大観察困難症例の
フルズームのコツ（充満法）

上山浩也，赤澤陽一（順天堂大学医学部 消化器内科）

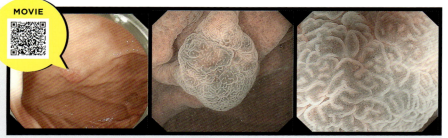

Mov.1　NBI 併用拡大内視鏡観察（充満法）．
Fig.1　NBI 併用拡大観察像（弱拡大）．
Fig.2　NBI 併用拡大観察像（強拡大）．

　浸水法を用いたフルズームでの基本的観察方法は，「No.41，NBI 併用拡大内視鏡観察（浸水法）のフルズームのコツ」で説明していますが，実臨床において拡大観察に難渋する状況として，部位としては胃体上部大彎～穹窿部が挙げられ，病変としては隆起性病変が挙げられます．

　その理由は，黒フードを使用してもスコープと病変の距離を一定に保てず浸水下でのフルズームが撮影できないからです．そこで有効なのが「充満法」です．

① 胃体上部大彎～穹窿部の病変

　プロナーゼで病変と胃内を洗浄し，通常観察終了後に病変が近接するまで胃内の空気を吸引し，スコープの送気をオフにします．EUS のように余分な空気を吸引しながら水を溜めると，浸水を維持しながらも心拍動や呼吸性変動が減弱し，容易に浸水下での拡大観察が可能となります．

② 隆起性病変

　0-I 型のような隆起が強い病変の場合は，通常のフード内での浸水法では病変自体に黒フードを押し付けることになり，出血しやすく，すぐさま観察不能となります．そこで前述と同様の充満法を用いることで病変を傷つけずに観察が可能となります．

　通常のフード内浸水法が困難な状況で充満法を用いると，基本的にはほとんどの病変で浸水下でのフルズームが可能となります．ぜひお試しください．

使用機材と設定
scope：GIF-H260Z，black soft hood：MAJ-1990，設定（構造強調機能）：mode B level 8，前方送水機能：OFP（水道水または生理食塩水）内視鏡画像（Fig.1，2）

観察の Tips　　　　　　　　　　　　　　　　No. 43

穴と溝の奇妙な関係
拡大内視鏡イメージ

川村昌司（仙台市立病院 消化器内科）

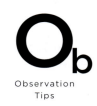
Observation Tips

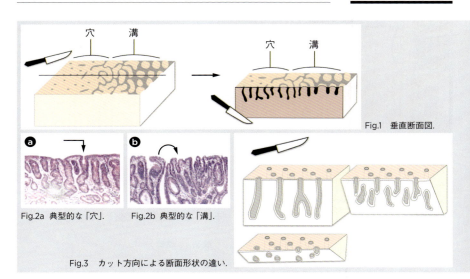

Fig.1　垂直断面図.

Fig.2a　典型的な「穴」.　　Fig.2b　典型的な「溝」.

Fig.3　カット方向による断面形状の違い.

　日々の内視鏡診療お疲れ様です．さて今回は，胃の拡大内視鏡観察について少し触れてみます．

　診断能を高めるために拡大内視鏡像と病理組織像を対比することがあると思いますが，実際行なってみるとなかなか対比のイメージが合わないことはありませんか？

　特に拡大観察でみられる「穴」（pit ともいいますね）と「溝」（groove・villi 様ともいう画像）の腺開口部は，病理組織で見るとどちらか判断が難しいことがあります．

　Fig.1 で示したように「穴」も「溝」もケーキカットすると垂直断面は似ているんですよね．

　コツとしては「穴」の病理像は表層（窩間部）が水平で，腺開口部の入口が"カクッ"と切り立っているところ（**Fig.2a**），「溝」の病理像は表層（窩間部）が山なり（指状）で，腺開口部の入口が"マルッ"となだらかになっているところ（**Fig.2b**）に注目することです！

　どうですか？　病理像から拡大内視鏡像，拡大内視鏡像から病理像が想像できてきましたか？　まずは分かりやすい例から徐々に始めてくださいね．

　"真実はいつも一つ！"

　拡大内視鏡と病理組織像の対比は「ケーキカットのイメージ」で考えてみましょう！（なお，入刀の方向によっては **Fig.3** のように組織像が変わりますのでくれぐれもご注意を…）

観察の Tips　　　　　　　　　　　　　　　　　　No. 44

十二指腸表面型腫瘍を見つけたら

前畑忠輝（慶應義塾大学医学部腫瘍センター 低侵襲療法研究開発部門）

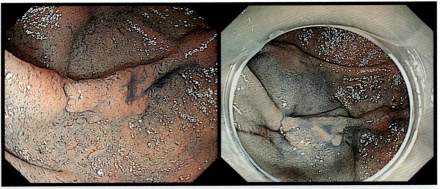

Fig.1　十二指腸における生検の影響（色素内視鏡像）．
Fig.2　十二指腸における生検の影響（局注時の non-lifting sign）．

　上部消化管内視鏡検査をしていると十二指腸表面型腫瘍に遭遇することが少なからずあります．

　その際，十二指腸における内視鏡診断は確立されていないし，肉眼所見も大腸のⅡc型に類似した形態を取る病変も多いので生検したくなりますよね．

　ただ，生検標本は必ずしも病変全体を代表しているものではなく，特に十二指腸では病理組織学的にも難しいことが多いといわれています．

　当院における担癌率は 10 mm 以下約 8%，10〜20 mm 約 30%，20 mm 以上約 40% ですが，ほとんどが粘膜内癌で粘膜下層浸潤癌は約 1.5% しか認められていません．

　つまり，ある程度の十二指腸表面型腫瘍は，内視鏡治療適応病変が多いことが示唆されます．

　内視鏡治療を前提とする場合は，十二指腸における生検は大腸と同様に粘膜下層の線維化を引き起こし，治療時に大きな影響を及ぼします．

　EMR で治療可能な小さい病変でも生検による線維化の影響で ESD を選択せざるを得ない症例は少なくありません（**Fig.1, 2**）．

　内視鏡治療を考慮する十二指腸病変（特に表面型腫瘍）に対しては，むやみに生検せず，経験豊富な専門施設に紹介しましょう．

観察の Tips　No. 45

5年に2回の大腸内視鏡検査
適正な大腸内視鏡検査頻度は？

河村卓二（京都第二赤十字病院 消化器内科）

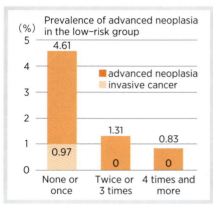

Fig.1　Frequency of colonoscopy within the previous 5 years.
（文献2より一部改変して転載）

　目の前の患者さんに大腸内視鏡検査を勧めるか，迷うことはありませんか？

　米国のガイドライン[1]では「初回内視鏡検査で問題なければ次の検査は10年後でよい」となっていますが，現在のわが国では10年間を保証するのは難しいでしょう．

　では，どんな患者さんだったら"今年は受けなくてよいと思いますよ"といえるのでしょうか？

　以前，私はわが国の4施設で多施設検討を行い，過去5年間に受けた大腸内視鏡検査回数と見つかったadvanced neoplasia（大腸癌，あるいはもうすぐ癌になってしまいそうな大腸腺腫）の関係を調べました[2]．

　すると，低リスクの患者さん（いままで腫瘍を指摘されたことがないか，10 mm未満の低異型度腺腫が一つ二つまで）では，過去5年間に2回の内視鏡検査をしていれば，約1,400人中で1人もSM以深の浸潤癌が見つかっておらず，advanced neoplasiaの発見頻度もかなり低く抑えられていました．

　低リスクの患者さんでも，心配で毎年のように大腸内視鏡検査を受けている人がいたら"あなたは過去5年に2回の内視鏡検査を受けているので，癌が見つかる可能性はほとんどないですよ"と伝えてみてくださいね！

文献
1) Lieberman DA, et al. Guidelines for colonoscopy surveillance after screening and polypectomy : a consensus update by the US Multi-Society Task Force on Colorectal Cancer. Gastroenterology 143（3）: 844-857, 2012
2) Kawamura T, et al. Relationship between frequency of surveillance colonoscopy and colorectal cancer prevention. Dig Endosc 26（3）: 409-416, 2014

観察のTips No. 46

前処置が不十分な下部消化管内視鏡施行時の工夫

森田周子（神戸市立医療センター中央市民病院 消化器内科）

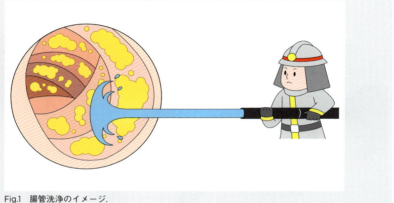

Fig.1 腸管洗浄のイメージ.

　下部消化管出血などで緊急下部消化管内視鏡を施行する場合，十分に前処置ができないことがあります．

　このような場合，洗浄水として経口腸管洗浄剤を使用することで，便のない良い視野を得ることができます．

　挿入時に内視鏡から経口腸管洗浄剤で腸管内を洗っておくと，抜去時には前処置されたように腸管がきれいになっています．

　もし便が腸管壁に付着していても，シリンジやウォータージェットで水洗浄することで比較的容易にきれいになります．

　もちろん，処置台はどんどん汚れてしまいますので，しっかり汚れ防止をすることが必須です．

　そして，そのときの状況や疑う疾患によって，腸管洗浄剤を使用できるかできないかを十分に考えた上で選択することになります．

　腸管洗浄剤にはさまざまな浸透圧の製品がありますので，追加の洗浄水で薄めながら，浸透圧を調整して使用することに注意してください．

　これは，以前の上司（現・札幌医科大学医学部消化器内科学講座，仲瀬裕志教授）のアイデアで，よりよく観察するための簡便な工夫にすごいなぁと感じたことを今も覚えております．

観察のTips　　　　　　　　　　　　　　　　　　　　　　No. 47

大腸内視鏡検査　足を組んで検査していませんか？

村元喬（NTT東日本関東病院 消化器内科）

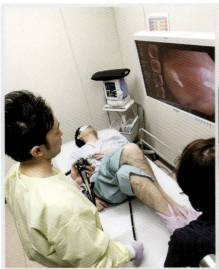
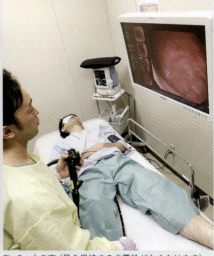

Fig.1　足を組んだ姿勢．

Fig.2　大の字（足を保持する必要性がなくなります）．

　大腸内視鏡検査では，仰臥位となったときに患者さんに足を組んでもらう施設が一般的だと思いますが，思い切って両足を伸ばして「大の字」で検査してみませんか？

　そんなことをしたら，挿入や処置などの内視鏡操作がしづらくなると思うかもしれません．私もつい2年前までは実際そのように思っていましたが，むしろ逆でした．

　組んだ足が邪魔にならず，空間が広がってスコープ操作が圧倒的にしやすくなります．他にもさまざまなメリットがあります．

- 両足を伸ばすことで腹筋の緊張が取れ，効率的に用手圧迫できる．
- 足を保持することに気を配る必要がなくなる．

　長時間の治療となると，足を組むことで下肢の血流障害を引き起こす原因となるかもしれません．

　われわれの施設では検査だけではなく，ESDのような治療内視鏡の際にも同様の体位で処置を行っています．

　こんなところにも「大圃流」．

　「大の字」，ぜひお試しください！

観察のTips No. 48

ちょっと得する大腸内視鏡のjet活用法

南雲大暢（行田総合病院 消化器内科）

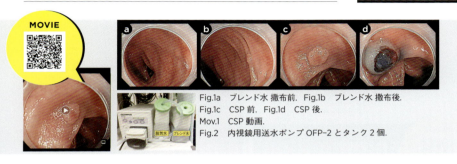

Fig.1a ブレンド水 撒布前. Fig.1b ブレンド水 撒布後.
Fig.1c CSP 前. Fig.1d CSP 後.
Mov.1 CSP 動画.
Fig.2 内視鏡用送水ポンプ OFP-2 とタンク 2 個.

　大腸内視鏡検査（CS）の際に，前処置が悪くて困ったことは誰でもありますよね．

　最近のスコープはjet機能（副送水チャンネル）がついたものが多く，普通は脱気水や生理食塩水で洗浄していると思います．でも泡立っている場合，消えないばかりか逆に泡立ってしまい，ガスコン水をシリンジで撒かないと消えないこともありますよね．

　そこで，jetで洗浄する際のちょっと得する方法をご紹介します．当院はOFP-2（Fig.2）を使用していますが，基本的には何でもいいと思います．

　このボトル（2L）の中に，インジゴカルミン（20 mg/5 mL）5Aとガスコン20 mLを混ぜます（以下，ブレンド水）．

　インジゴカルミン（20 mg/5 mL）の場合，CSで病変を評価する際は1/2に薄めて使用することが多いと思いますので，そこまでの粘膜模様（無名溝による網目像）は描出できませんが，そこそこ見やすくなります（Fig.1）．

　ブレンド水にはもう一つの利点があります．近年盛んに行なわれているcold snare polypectomy（CSP）では断端の遺残確認が重要です．

　Fig.1c, d, Mov.1 は，一見，EMRしたようにも見えますが，CSPした後にブレンド水のjetをかけた画像です．辺縁の構造が明瞭になり，遺残の有無が見やすくなります．

　ただ，ブレンド水を導入した当初，一つ困ったことがありました．私は挿入の際，透明な水をjetで注入しつつ，脾彎曲までほぼ無送気で挿入するため，ブレンド水では目の前が青白くなって挿入しにくいのです．

　この解消方法として，タンクを2個用意しました（Fig.2）．行きは，透明な脱気水で盲腸まで挿入，挿入したら，チューブを差し替えてもらいます．これで，帰りはブレンド水で観察できます．

　コスト的にはCSが5件あれば，粘膜点墨法（60点）でインジゴ5A分をコスト算定はできると思います．

※なお，送水ポンプの取扱説明書では，厳密には脱気水や生理食塩水以外を使用することは推奨されていませんのでご注意ください．

観察の Tips   No. 49

無痛大腸内視鏡が「イタイ」検査にならないように
屈曲部はあえてのプッシュも悪くない，全ては患者さんのために

千葉秀幸（大森赤十字病院 消化器内科）

Observation Tips

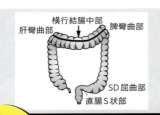

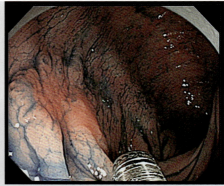

Fig.1 大腸の肝彎曲部，脾彎曲部，SD屈曲部，RS（直腸S状部）．
Mov.1 大腸内視鏡における屈曲部の観察のコツ．

Fig.2 1年前の大腸内視鏡検査では異常なしだった症例．翌年の検査に肝彎曲部で12 mm LST-NG-PD（粘膜内癌）が発見された．

　大腸内視鏡，特にその挿入は内視鏡医の永遠のテーマではないでしょうか．

　大腸内視鏡検査の目的としては，無痛も当然重要で，「挿入時は無理にプッシュをするな」，と教科書によく書いてありますが，医療としては「見逃しなく観察」をすることが最も重要です．そのためにひだをかき分け，時に反転もしつつ丁寧に抜き観察をしていきますが，それでも盲点になりやすい場所があります．

　それが，「肝彎曲部」「横行結腸中部」「脾彎曲部」「SD屈曲部」「RS（直腸S状部）」です（Fig.1）．

　これらの場所は気にしないで抜き観察をすると，ずるっと抜けてしまいます．

　そこで再挿入のためにプッシュをすると，患者さんに少し痛みが出やすいので止めてしまい，何となく観察した気になって終わってしまうことはありませんか？

　そういうときは，患者さんには"ごめんなさい"，と心の中で思いながら「あえての少しプッシュ」をしてみましょう．

　そのときには屈曲部の粘膜をゆっくりなめるようにしつつ，「やや脱気＋upアングル（＋左右アングル）を掛ける」と，見えなかった屈曲部がうそのように見えてきます（Mov.1）．無痛検査のつもりが見逃し癌（Fig.2）となり，患者さんにとって「イタイ」検査にならないように，時に心を鬼にして，「患者さんのために」いい検査をできるようにしたいものです．

観察のTips　　　　　　　　　　　　　　　　　　　No. 50

大腸内視鏡挿入
いつもと違う…そんなときは

梅木清孝（千葉西総合病院 消化器内科）

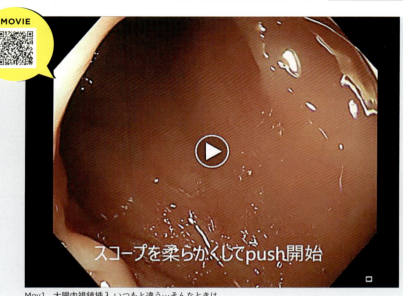

Mov.1　大腸内視鏡挿入 いつもと違う…そんなときは.

　S状結腸を伸ばすことなく，いつも同じ景色で挿入できるようになりました．

　にもかかわらず，この患者さんはS状結腸が伸びてしまう（＝いつもと同じ景色に持っていけない…）．

　そんなとき，私は患者さんに右側臥位となっていただいています．

　それでもうまくいかないときはスコープを一番軟らかい状態にして，左方向に管腔が直線的に見えるようpushしていきます（**Mov.1**）．

　視界良好ですが，最後に強い屈曲が出現して次の管腔が見えない位置に到達します．

　ここからがポイントですが，次の管腔は画面左上方向にあります．

　強い抵抗がないか注意しつつ，左上に向かって一瞬ですが盲目的にpushします．

　すると，次の管腔が直線的に見えてきます．そこで仰臥位にしてスコープを硬い状態に戻し，左トルクを掛けながらスコープを抜いていくと，容易に腸管を直線化できます．

　人工的に逆αループを作って短縮するイメージでしょうか．

　いつも腸管を伸ばさずに同じ景色でS状結腸を越えられるようになったら，次のステップとして試してみてください．

観察の Tips　　　　　　　　　　　　　　　　　　　　　No. 51

S状結腸でループを作らない
大腸内視鏡挿入
浸水法による短縮法の実現

淺井哲（多根総合病院 消化器内科）

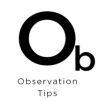
Observation Tips

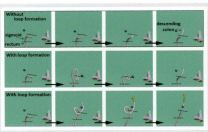

Fig.1　短縮法による挿入.

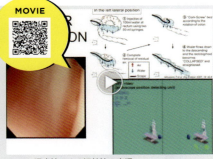

Mov.1　浸水法による短縮法の実現.

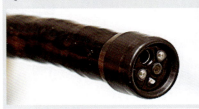

Fig.2　黒フード装着時の内視鏡先端.

「麻酔の有無にかかわらず痛みの少ない検査を自信を持って提供できるような大腸内視鏡医」になりたいと思いませんか？

そうなるためには，S状結腸でループを作らずに挿入する「短縮法による挿入」をマスターしなければなりません（**Fig.1**）．

空気の代わりに水で視野を確保する浸水法は短縮法での挿入に有用である[1]ことをわれわれは報告しています．患者さんを左側臥位にし，内視鏡先端に黒フードを装着し（**Fig.2**），肛門通過後に直腸で水を100 cc鉗子口より注入します（**Mov.1**）．

あとは腸管内の空気を全て脱気しながら完全浸水で挿入します．

プッシュ操作は最小限とし，S状結腸の前半は左トルク，後半はその左に溜まったトルクを開放するように右トルク中心に挿入します．

20～30例施行すると感覚がつかめると思います．私は浸水法で修練を積み，約8割の患者で短縮法による挿入を行えるようになりました．

文献
1) Asai S, et al. Water immersion colonoscopy facilitates straight passage of the colonoscope through the sigmoid colon without loop formation : Randomized controlled trial. Dig Endosc 27（3）: 345-353, 2015

観察のTips   No. 52

浸水法による大腸内視鏡挿入

松坂浩史（松坂内科クリニック，原三信病院 消化管内科）

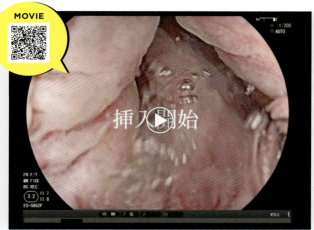

Mov.1　浸水法による大腸内視鏡挿入．

　スムーズに短時間で大腸内視鏡を挿入するために私が行っている方法を述べさせていただきます．

　2010年5月，福岡で水上健先生（独立行政法人久里浜医療センター 内視鏡部長）の浸水法による大腸内視鏡挿入法に関するご講演を拝聴する機会を得ました．

　その当時，私は卒後15年目の内視鏡医で，空気を入れ過ぎないように気をつけて挿入することを心掛けている程度でした．

　講演拝聴後の翌日から早速直腸で50 mLのシリンジ2本分の微温湯を鉗子口から注入し，腸管内の脱気を心掛けるというシンプルな方法からまず試してみました．

　あっという間にやみつきになり，現在まで約7年間浸水法による挿入を継続しています．挿入時間の中央値も，当時より2分ほど短縮し3分台となっています．

　特にS状結腸の多発憩室症例では，SD-junctionを越えるまで，適宜追加しながら最大250～300 mL程度注水することもあり，内視鏡のウォータージェットチャンネルから自動送水器を用いると簡便です．

　ぜひ一度お試しください．

文献
1) 水上健．体位変換による水と空気の移動を利用した "浸水法" による大腸鏡挿入と観察．消化器科 42(6)：543-549, 2006
2) 水上健．極めつけ挿入法―注水と脱気によるSD移行部通過法「浸水法」．消内視鏡 21(4)：537-544, 2009

観察のTips　No. 53

横行結腸γ-loop解除方法の必須ポイント

笹島圭太（さいたま赤十字病院 消化管内科）

Observation Tips

　真の腸管軸方向（実線）とは別に，loop形成により強調されるもう1本の結腸紐による軸（点線）が交差する像が観察される，これが横行結腸のγ-loopです（**Fig.1**）．

　やせ型の女性や，太い腸管径を有する体格の大きな男性にみられる傾向があります．

　解除しないまま挿入するとスコープがグリップ部分近くまで挿入されてようやく盲腸到達あるいは，スコープ長が足りず深部挿入不能という事態を招いてしまいます．

　SD junctionを越えた右トルクのままで脾彎曲も越えてしまったことによりγ-loopが形成された場合，通常はスコープをニュートラルにして脾彎曲まで戻してから，やや左トルクを意識しながら再度横行結腸に挿入すると修正される可能性があります．

　しかし，それでもγ-loopになってしまう場合は，被検者を腹臥位にしてから管腔をフックしながら右トルクを掛けて，スリット状となった管腔を3〜5時方向に移行させていきます．

　この行程で，loopが解除されるとスコープのフリー感とともに管腔のほうからスコープに近づいてきます．

　次に，3〜5時方向のスリット部に対して，やや左トルクでスコープをソフトに流し込むように挿入していくと，loop解除が完了

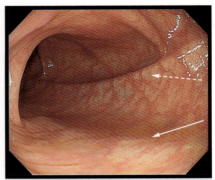
Fig.1　横行結腸のγ-loop.

です．左トルクでのソフトな挿入の前にプッシュしてしまうと，再度loopが形成される可能性があるので注意が必要です．

　仰臥位では，γ-loop解除は極めて困難ですが，仰臥位から腹臥位になることによって重力の束縛からある程度解放されるためloop解除が平易になるというわけです．

　深部挿入はSD junctionを軸保持短縮法でストレートに挿入することを皆さんは意識していると思います．横行結腸でのγ-loop解除は，成書での説明はほとんど見受けませんが，ストレートに深部挿入するためには会得したいテクニックです．

　まずはγ-loopにすぐ気付くこと，さらに腹臥位にしてからloop解除することが肝要であります．

観察のTips　　　　　　　　　　　　　　　　　　　No. 54

大腸内視鏡挿入や治療における意外なワナ
腸間膜遺残症例に対する対応

望月暁（品川胃腸肛門内視鏡クリニック）

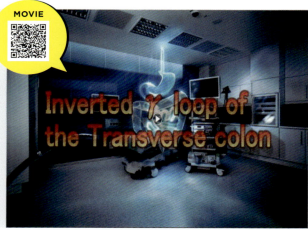

Mov.1　inverted γ loop of the transverse colon.

　盲腸までスコープが挿入され，しかもスコープ挿入長が60〜70 cm程度で，軸保持できているときと同等の長さではあるのに，なぜかスコープの操作性だけはいまいちであると感じたことはありませんか．

　ループができているなら，スコープがたわんだ分だけ挿入長が長くなるはずなので，挿入長が通常どおりならループ形成なんてありえないと思っていませんか．

　実は挿入長が60〜70 cm程度でもループができていることや解除可能なループであることもあるのです．

　挿入長が60〜70 cm程度のループの多くは，腸間膜遺残症において形成されます．腸間膜遺残症では，下行結腸または上行結腸，もしくはその両方に腸間膜があるため，結腸捻転のような形でループが形成されます．

　このループはleft turn shorteningの要領で解除可能ですので，ぜひお試しください（**Mov.1**）．

　ループ解除せずに検査を行うことも可能ですが，内視鏡治療，特にESDの際は難易度が上がり，治療が難渋する原因となりますので，意外なワナといえるでしょう．

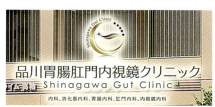

http://www.gut-clinic.jp/

観察の Tips   No. 55

大腸内視鏡の拡大内視鏡観察で役立つアングルロック

池原久朝（日本大学医学部 内科学系消化器肝臓内科学分野）

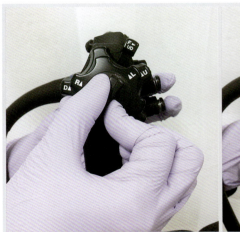

Fig.1 ロック前.

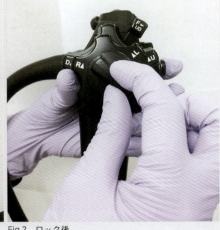

Fig.2 ロック後.

　大腸内視鏡で拡大内視鏡を用いた精査を行うときにブレのない写真を撮るために種々の Tips があります．

　私は左右アングルをロックすると画面が安定するため多用しています（**Fig.1，2**）．

　拡大内視鏡観察を行うときは繊細なピント調節が要求されるため，non traumatic tube を使用して病変を固定します[1]．その際，左右アングルをロックした状態で左右アングルを回すと，指を離しても任意の位置でアングルが固定された状態が維持されます．これにより画面がより安定すると同時に左右アングルから指を離せるため，two-fingers method などにより non traumatic tube の微調節を使う余裕が出てきます[2]．

　これらの工夫により，ブレのない拡大内視鏡写真の撮影が可能となります．

　ぜひ，お試しください．

文献

1) 藤井隆広．色素拡大観察のコツ—Non-traumatic tube（NT-tube）の使用法を中心に．消内視鏡 28（9）：1471-1474，2016

2) Nishizawa T, et al. Control of the treatment device for endoscopy by the left hand : two-fingers method. Gastrointest Endosc 80（6）: 1206-1207, 2014

観察のTips　　　　　　　　　　　　　　　　No. 56

大腸拡大内視鏡，「押さえ棒？」があれば怖くない?!

下田良（佐賀大学医学部附属病院 光学医療診療部）

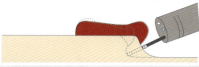

Fig.1　NT tubeの「押し引き」による腫瘍とレンズの位置調整．

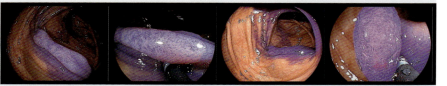

Fig.2　薄めのクリスタルバイオレット染色による拡大観察（LST-NG）．

Fig.3　薄めのクリスタルバイオレット染色（染色2回目）による拡大観察（LST-NG）．

大腸腫瘍の拡大観察，"面倒くさいなぁ．通常観察でいいんじゃない？"と思っている若い先生も多いのではないでしょうか．

ピントは合わせづらいし，NBI/BLI観察ならまだしもクリスタルバイオレット染色など，慣れてないと染めすぎて「まっくろくろすけ」になってしまいます．

先端フードの使用も，大腸腫瘍では表面を擦り出血させてしまうのでお勧めできません．

そんなときには…NT tubeを使いましょう（かつて正式名称を知らずに「押さえ棒」と呼んでいました）．

ズームをかける際に，レバーでピントを微調整しようとするとなかなか難しいものです．

そこで，NT tubeで腫瘍の近くの粘膜を押さえ，腫瘍とレンズの距離を固定します．次に少しズームをかけ，あとはチューブを鉗子口から「押し引き」して，距離でピントを合わせるようにします（Fig.1）．

簡単にピント調整が可能で，ピントが合ってから左右アングルで視野を動かすと広い範囲を連続的に観察できます．

またこのNT tubeなら先端から染色液を出せるので，必要最小限の染色液量で済みます．

不慣れな先生は薄めの染色液（クリスタルバイオレット）を使用しましょう．薄めの染色でもある程度pit観察は可能ですし，2〜3回で十分に染色されます（Fig.2, 3）．

「まっくろくろすけ」にならぬよう，くれぐれもご注意ください．

観察の Tips   No. 57

「ねじれ対策」
備えあれば憂いなし

権 勉成（厚生中央病院 消化器内科）

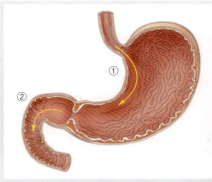

Fig.1 スコープに右方向の回転が加わるタイミング．

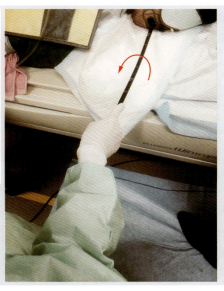

Fig.2 左トルクを2回掛ける．

　どんな内視鏡にも当てはまることですが，ERCPにおいてもスコープに余分なねじれ（ストレス）が加わると内視鏡処置のパフォーマンスは低下します．ねじれなくスコープが真っすぐな状態であれば，乳頭正面視もうまくいき，カニューラも素直に胆管方向を向いてくれそうですよね!?

　側視鏡を十二指腸下行脚へと進める過程で，自然とスコープには右方向に2回転（①胃内，②十二指腸内）が加わります．そのタイミングは，次の二つです．

1. 分水嶺（いわゆるタナ）を越えるとき（Fig.1①）．

2. 上十二指腸角（superior duodenal angle；SDA）を越えてストレッチするとき：右アングルロック（Fig.1②）．

　このねじれを相殺し最終的にスコープをねじれなく直線化するためには，あらかじめ食道内で左トルクを優しく2回（スコープのメモリを目安に20 cmごと）掛けて，カウンタークロックに癖付けしておくとよいでしょう（Fig.2）．

　「備えあれば憂いなし」．明日から乳頭の見え方が変わるかもしれませんよ．

観察のTips　　　　　　　　　　　　　　　　No. 58

SBE 挿入時にはスライディングチューブにテンションを掛けよう

髙木亮，小橋川嘉泉（浦添総合病院 消化器病センター内科）

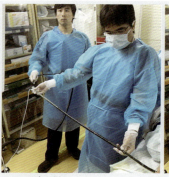

Fig.1　〇良い例

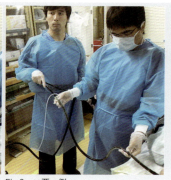

Fig.2　×悪い例

　シングルバルーン内視鏡（single balloon endoscopy；SBE）を挿入する際に，患者さんの体外に出ているスライディングチューブ（sliding tube；ST）の扱いに配慮していますか？

　SBE の原理や挿入法は論文・成書に多く記載されていますが，体外部分の ST の取り扱いに関してはあまり言及されていません．

　私たちは，ST の口元／肛門付近と端とを助手が両手でしっかりと持ち，テンションをかけて直線化した状態で，術者がスコープ操作を行うようにしています（**Fig.1**，私の上司・小橋川嘉泉の指導によるもので小橋川法と呼んでいます）．

　体外部分で ST がたわんでいると（**Fig.2**），ST とスコープとの摩擦抵抗が大きくなり，スコープ先端への力（push／pull 操作，左右トルクなど）の直達性が低下して操作性が悪くなってしまいます．

　また，スコープ先端のフリー感も低下するため腸管や屈曲の硬さを正確に把握しづらくなり，無理な操作による消化管穿孔などの重篤な合併症のリスクが高くなると考えています．

　特に術後再建腸管（Roux-en-Y 再建や膵頭十二指腸切除症例）における ERCP 関連手技目的での SBE 挿入では，腸管や吻合部の屈曲が強く，術後の癒着が存在する場合もあり，これらのポイントがとても重要になります．

　長時間に及ぶことも多い SBE で ST にテンションをかけ続けるのは正直キツい作業ですが，これだけでスコープの操作性やフリー感がグンとよくなりますので，ぜひ一度お試しください．

観察のTips No. 59

胆道狭窄，膵管狭窄をうまく突破するには乳頭との距離が大事！

松森友昭（京都大学大学院医学研究科 消化器内科）

Ob
Observation Tips

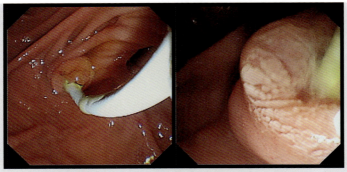

Fig.1 乳頭から離れ過ぎている．

Fig.2 デバイスが少し出るくらいまで押し込む．

　胆道狭窄や膵管狭窄に対するERCPを行う際に，ガイドは狭窄部を通るのにEBS（endoscopic biliary stent）やEMS（expandable metallic stent）などのデバイスが狭窄部を突破できない！そんなことはありませんか？

　そんなときには，まずスコープと乳頭の距離を確認してみてください．

　デバイスを無理に押し込み，スコープから出過ぎて乳頭から距離が離れる（Fig.1）と，デバイスの先端に直接力が伝わらず，狭窄に負けてしまい，デバイスはうまく進みません．

　狭窄突破をするときの基本操作は，下記①～⑤のステップで構成されています．
① なるべく乳頭に近づき，ガイドワイヤー誘導下に胆管軸に合わせてデバイスを狭窄部まで進める．
② デバイスがスコープから少しだけ出る程度まで押し込む（Fig.2）．
③ ②の状態まで押し込んだら，鉗子机上台を最大まで上げ，ガイドワイヤーと共にデバイスを左手の指で固定する（固定しないと狭窄部にしっかり力が伝わりません）．
④ 右手でスコープにやや右トルクを掛けて，デバイスの軸を胆管軸にしっかりと合わせる．
⑤ upアングルを掛けながらスコープを引いてデバイスを押し込む（デバイスを押し込んだとき，内視鏡画面はいわゆる「赤玉」状態になるくらい乳頭に近い）．

　②～⑤の操作を繰り返し，目的の部位までデバイスを入れていきます（しゃくとり虫のイメージ！？）．

　狭窄突破以外の症例でも，デバイス挿入時には乳頭から離れない，という意識は大事なポイントなので，常に乳頭との距離を意識して臨んでみてください．

観察のTips　No.60

超音波内視鏡下穿刺術（EUS-FNA）の肝は第3の手にあり！

麻生暁（北九州市立医療センター 消化器内科）

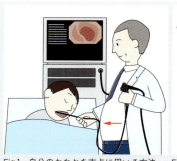
Fig.1　自分のおなかを支点に用いる方法．

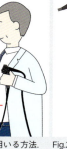
Fig.2　右手の有効利用．

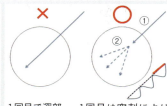
Fig.3　穿刺のテクニック．

　EUS-FNAのコツは術者があらゆる手段を用いてスコープを安定させることです．スコープの安定こそEUS-FNAの正確性と安全性を決めているといっても過言ではありません．そのための工夫として三つのポイントがあると思います．

　1番目はスコープの保持です．観察の際には術者は右手でスコープにトルクとアングルを掛け，スコープを保持していますが，EUS-FNAの際には，穿刺針の操作に右手を使用するため必然的にスコープから手を離すことになります．このことにより容易に画面がぶれてしまいます．これを防止する必殺技としてESD領域でよく行われている自分のおなかを支点に用いる方法（Fig.1）や，右手の有効利用（Fig.2）などのテクニックがあります．自分の体（第3の手）に任せるか，他者（介助者）に任せるかは術者の身体的特徴や技量にもよりますが，いずれかの方法で対象が描出されている画面をぶれないようにすることが非常に重要です．

　2番目はアングルの掛け方です．弱すぎても強すぎても対象は画面から遠く離れてしまいます．適度なアングル操作と，対象とスコープの間にある空気を吸引することにより良好な視野を確保することが可能となります．

　3番目は初回の穿刺深度です．一気に最深部まで刺すのではなく，穿刺針が病変に入り始める辺縁から1/3を目安に一度穿刺して，呼吸性変動を減じた状態で，自分の目標の方向を穿刺するテクニックです（Fig.3）．

　これらの工夫を組み合わせて，より安全な手技を目指しましょう．

観察の Tips No. 61

EUS-FNA
腫瘍はこの部分を狙って刺せ！

與儀竜治（豊見城中央病院 消化器内科）

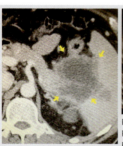
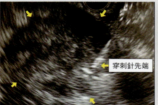
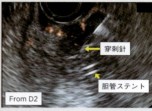

Fig.1（左） 造影 CT. 中心部が壊死している膵尾部癌.
Fig.2（中央） EUS-FNA. 腫瘍辺縁を狙って穿刺している.
Fig.3（右） EUS-FNA. 膵頭部癌による閉塞性黄疸で腫瘍が認識しづらい場合は，胆管狭窄部や同部に留置しているステントを目印にして，その近傍を穿刺している.

　EUS-FNA に関して，"悪性腫瘍を穿刺したけど，悪性のエビデンスが得られない！" そういった経験はないでしょうか？

　その問題に対し，全国でも有数の EUS-FNA 症例数を誇る愛知県がんセンター中央病院で 2 年間レジデントとして研修した私が，コツと感じたことを紹介します.

①腫瘍は壊死をさけて穿刺する！

　当たり前のことですが，腫瘍の壊死部分を穿刺した場合，正しい病理診断が困難になります．特に大きな腫瘍は大部分が壊死していることがあります．EUS の画面で腫瘍の中に極端に low もしくは high echoic の領域がある場合は同部分が壊死している可能性を考慮しましょう．事前に造影 CT で造影効果のある部分（viable な細胞がある部分）を確認して穿刺するようにしましょう．

　ソナゾイド造影 EUS が使用できる施設では FNA 直前に造影し，造影される部分を穿刺するという方法もあります．腫瘍は中心部が壊死することが多く（**Fig.1**），辺縁を狙って穿刺する（**Fig.2**）のも手です．

②膵腫瘍は膵管もしくは胆管が狭窄・途絶する部位の近傍を狙う！

　膵腫瘍の存在範囲が EUS 上で認識しづらい場合は，①CT・MRCP・PET-CT で病変と思われる部位，②膵管もしくは胆管が狭窄・途絶する近傍（特に low echoic lesion があればその部分）を穿刺しましょう．

　また，膵腫瘍の尾側膵は閉塞性膵炎により全体的に low echoic lesion になり，腫瘍との境界が認識困難になることがあるため，主膵管を頭側から追って，最初に途絶する部位は腫瘍である可能性が高いと考え，膵管穿刺を避けて同部分の近傍を狙うようにしています（**Fig.3**）.

　明日からの診療にぜひお役立てください.

観察のTips　No. 62

EUS-FNAの穿刺ルートに血管があるときは「クランク法」を用いるべし！

西村誠（東京都健康長寿医療センター 内視鏡科）

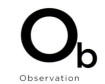

Observation Tips

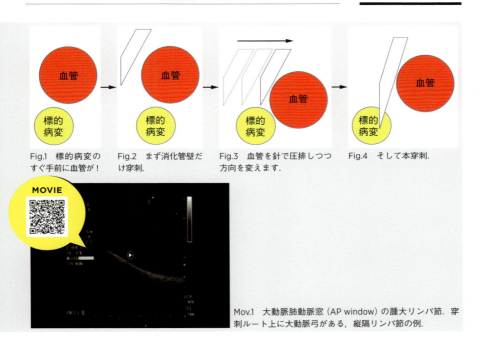

Fig.1　標的病変のすぐ手前に血管が！
Fig.2　まず消化管壁だけ穿刺.
Fig.3　血管を針で圧排しつつ方向を変えます.
Fig.4　そして本穿刺.

Mov.1　大動脈肺動脈窓（AP window）の腫大リンパ節. 穿刺ルート上に大動脈弓がある, 縦隔リンパ節の例.

　EUS-FNAで標的病変を刺したいけど，その手前の血管がどうしても邪魔になる…そういうときってありますよね．でも患者さんの確定診断とその後の治療のためには何としても刺さねばならない．そういうときは「クランク法」に切り替えます．

　皆さんも自動車免許を取るときに「S字クランク」で苦労した記憶があると思います．そう，あのクランクです．

　例えば標的臓器の手前に血管があり，どうしても安全な穿刺ルートが取れない場合にこの方法を使います（**Fig.1**）．

　まず標的臓器のことは考えず，血管を避ける形で消化管壁を穿刺し，血管のちょこっと奥くらいで止めます（**Fig.2**）．

　次に，針の腹で血管を押すようにして圧排しつつ，標的臓器を針のルート上に持ってきます（**Fig.3**）．その状態で，いよいよ本穿刺．"エイッ"，と刺せばOKです（**Fig.4**）．

　つまり二段階穿刺です．血管を針で押さえることになるので，最初はちょっとコワゴワですが，習得すればとても有用です．

　ただし，血管が横たわって邪魔なときにはちょっと使えませんけどね．

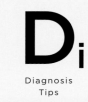

診断の Tips

診断のTips　　　　　　　　　　No. 63

意外と身近で遭遇しているかもしれない「食道アカラシア」

Diagnosis Tips

南ひとみ（長崎大学病院 消化器内科）

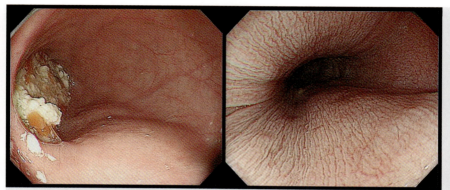

Fig.1　食道内の食物残渣および液体貯留.　　Fig.2　食道壁の細かい縦方向のひだ.

　食道の通過障害を主訴とする患者さんには，一定の割合で食道の機能障害が含まれています．なかでも，食道アカラシアやびまん性食道痙攣は今や内視鏡的筋層切開術（per-oral endoscopic myotomy；POEM）などによる低侵襲治療が可能な疾患です．

　診断のポイントを押さえ，悩み続ける患者さんを1人でも減らしましょう！

　"これは？"と思ったら，まずは内視鏡を行います．食道アカラシアの約85%で①食道内の食物残渣および液体貯留（Fig.1），②食道壁の細かい縦方向のひだ（Fig.2）のいずれかまたは両方を認めます．

　はっきりしない場合には，食道X線を行います．バリウムの排泄遅延や食道体部の攣縮が認められれば，高率に食道の運動機能障害を有しています．

　上記が認められれば，速やかに食道内圧検査などが可能な専門施設に紹介しましょう．

珍しい発見契機の患者さん

　魚骨による食道穿孔 → 食道肺瘻 → 膿胸 → 二度の開胸術を経て当院外科に紹介されました．瘻孔の部位が胸部中部食道であり，同部に強い異常収縮を認めていたことより，食道アカラシアを疑って問診・検査を行ったところ，食道アカラシアとそれに伴う異常収縮部に魚骨が嵌頓して穿孔したものと判明しました．瘻孔閉鎖後にPOEMを行い，症状は改善しました．食道穿孔しなければ食道アカラシアとは分からなかった症例です．

　食道の運動機能異常は，まず疑うことから始め，必要な検査に導くことが何よりも重要です．珍しい疾患ですが，常に念頭に置いていただきたいと思います．

診断の Tips　　　　　　　　　　　　　　No. 64

食道アカラシアの内視鏡診断には，STショートフードの装着を！

Diagnosis Tips

塩飽洋生（福岡大学医学部 消化器外科）

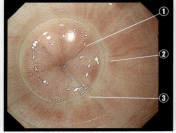
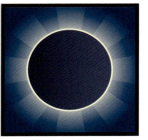

Fig.1 Corona appearance (CA).
①フード内側の鬱血，②フードに沿った虚血，③フード外側の柵状血管の途絶.
Fig.2 皆既日食の際に観察される太陽の corona.

　POEM (per-oral endoscopic myotomy) はアカラシアに対する画期的な治療法です．当院でもこれまで 270 例の POEM を行い，その治療成績は良好でした．

　アカラシアに対する有効な治療法が確立されつつある現在，臨床現場でいかに多くのアカラシア患者を見つけていくかが今後の重要な課題の 1 つとなっています．

　今回は，食道内圧検査機器がない施設でも，高い感度で内視鏡的にアカラシアと診断できる方法をご紹介したいと思います．

　使用する機材は，通常の ESD で使用する ST ショートフードのみです．この ST ショートフードを装着し，できるだけ抗コリン薬を用いずに内視鏡検査を行うと，アカラシアの患者では，下部食道括約部 (lower esophageal sphincter ; LES)※に一致して，①フード内側の鬱血，②フードに沿った虚血，③フード外側の柵状血管の途絶が観察されます (**Fig.1**)．

　皆既日食の際に観察される太陽の corona (**Fig.2**) に似ていることから，われわれは，これらの所見を corona appearance (CA, **Fig.1**) と称し，その有効性を検討してきました[1]．

　その結果，アカラシアに対する CA の感度は 91% であり，診断が非常に難しい食道内腔の拡張の乏しいアカラシアでも，CA の感度は 88% と高値でした．またこの所見は，健常者では 1 例も認めませんでした．

　フードを用いることで，アカラシアの病気の本態である「LES の弛緩不全」を，より視覚的に分かりやすく摘出することが可能となります．

　外来で，「つかえ感」「胸痛」「（多くは酸味のない）口腔内逆流」といったアカラシアを疑うような症状の訴えがあった際には，ST ショートフード装着下での LES 部の観察をぜひ行っていただきたいと思います．

※ LES は内視鏡検査では食道の柵状血管が観察できる領域にほぼ一致します.

文献
1) Shiwaku H, et al. New endoscopic finding of esophageal achalasia with ST short hood : Corona appearance. PLOS ONE 13 (7) : e0199955, 2018

診断の Tips　　　　　　　　　　　No. 65

深達度診断にはコツがある！

野中康一（埼玉医科大学国際医療センター 消化器内科）

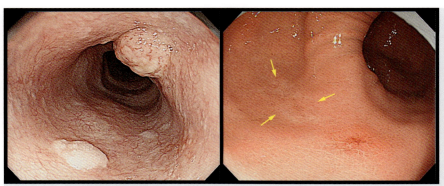

Fig.1, 2　この 0-Ⅰ型食道表在癌の深達度は？

　週に一度，若手医師に向けて食道表在癌・早期胃癌の深達度診断の勉強会を行っていますが，深達度診断に対する苦手意識が非常に強いことに驚きます．

　"この 0-Ⅰ型（表在隆起型）の食道表在癌（Fig.1）の深達度は？"と読影を促すと，答えることができず固まってしまう先生が多いのです．

　"EUS 所見がないと…"とか"NBI 拡大観察所見も見てから…"とか，1時間悩んでも答えは出ません．

　基本はやはり通常観察所見です．

　先人の内視鏡医によるデータと知識によって，0-Ⅰ型や 0-Ⅲ型の食道表在癌の深達度は約9割が SM 浸潤癌だと分かっています．

　ですので，まずは 0-Ⅰ型食道表在癌を見たら"まずは SM 浸潤癌を考えます"と答えれば9割は正しいのです．そこから本当に粘膜内癌の可能性がないのかを考えていけばよいのです．

　早期胃癌も同じです．例えば 8 mm 程度の 0-Ⅱb 型印環細胞癌の深達度診断を考える場合，10 mm 以下の早期胃癌（小胃癌）は，分化型の場合9割程度が粘膜内癌，未分化型の場合には7割程度が粘膜内癌だと分かっているのです．

　深達度診断の基本はやはり通常観察所見に関する知識を持っているか否かです．結局勉強して知識を持ってないと無理ということですかね．

　とにかく手っ取り早く，消化管癌の深達度診断のエッセンスを習得する「tips」を皆さんだけにお教えします．それは…『上部消化管内視鏡診断㊙ノート』を丸ごと一冊暗記しちゃうことです（笑）．

診断の Tips　　　　　　　　　　No. 66

早期胃癌
深達度診断の基本中の基本

加藤元彦（慶應義塾大学医学部 消化器内科）

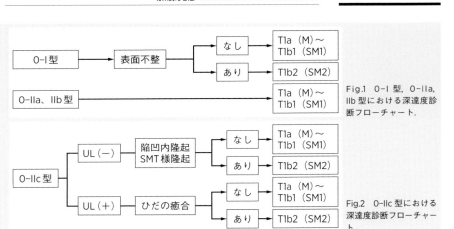

Fig.1 0-I型, 0-IIa, IIb型における深達度診断フローチャート.

Fig.2 0-IIc型における深達度診断フローチャート.

　早期胃癌の深達度の診断は，初学者にはとっつきにくいこともあると思います．ごくごくシンプルには，肉眼型に沿ってフローチャートのような考え方で進めればよいと思います．

　0-I型では表面の不整がSM深部浸潤の所見として知られています．0-IIa型や0-IIb型ではSM深部浸潤癌はまれなので，これらの肉眼型のほとんどの場合はまずはM(T1a)と診断してもよいでしょう（**Fig.1**）．

　0-IIc型では皺襞集中（UL）の有無で分けて考えます．UL（−）の病変で深部浸潤を疑う所見は，陥凹内の隆起と辺縁の粘膜下腫瘍様の隆起の2点です．

　陥凹内隆起とは陥凹面内部に隆起した癌部が露出していることで，再生結節などは含みません．UL（+）の病変では集中するひだの所見で判断します．

　ひだのこん棒状の肥大や癒合があればSM深部浸潤と診断しますが，こん棒状の肥大は取り過ぎてしまう（深読みする）場合があるので，まずはひだの癒合の有無に注目しましょう（**Fig.2**）．

　もちろん0-IIa型や0-IIb型でも深部浸潤する（時には進行癌である）ことはありますし，壁の硬化，送脱気による壁変形など微妙な所見が診断の決め手となることもあります．

　上記を参考にしながら症例経験を積んでいけばよいでしょう．

診断の Tips　　　　　　　　　　　　　　　　No. 67

胃病変
生検するか悩むときの一手
MCDL を知っていますか？

濱本英剛（永山消化器・内視鏡内科）

Diagnosis Tips

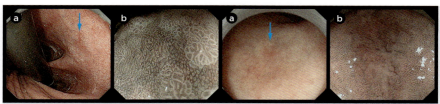

Fig.1a　噴門下小彎後壁の発赤陥凹部（矢印）．
Fig.1b　NBI 拡大内視鏡では内に凸で明瞭な弧を描く demarcation line をほぼ全周で呈しており，MCDL（＋）である．本病変は陥凹型腸上皮化生である．
Fig.2a　胃体下部大彎の発赤陥凹部（矢印）．
Fig.2b　NBI 拡大内視鏡では内に凸の DL は存在しているが，「明瞭な弧」とはいい難く，腺窩辺縁上皮が一部不鮮明となっている．MCDL（－）である．本病変は中分化型管状腺癌であった．

　狭帯域光観察下での拡大内視鏡が日常臨床の場で普及し，病変を同定した後に質的な診断にまで迫れるようになりました．内視鏡診断の重要性は増している一方で，日々見つかる病変の診断で悩むことも多いと思います．胃癌の拡大内視鏡診断は MESDA-G[1]を基本とし，組織型の診断[2]も学び，普段の検査に臨みますが，それでも悩むのは日常で遭遇する機会が多い小さな陥凹です．「生検すべきかどうか」の判断に迫られる機会も一度や二度ではないと思います．

　癌の所見は第一に DL (demarcation line) があること，次に DL 内部の粘膜構造や微小血管が不整なことです．そこで一歩踏み込んで，「DL の性状」に着目してみましょう．すなわち MCDL (multiple convex demarcation line)[3]という所見です（Fig.1，2）．この所見は内側に向かって凸の明瞭な弧を描く DL が，病変周囲の 2/3 以上を占める陥凹は癌の可能性が低いという所見であり，特異度が高いことが知られています．大事なのは「明瞭な」という点です．これをふまえると，溶けたような不明瞭になっている線からなる不整な弧を描く DL が，病変の周在に認められる病変は癌を考えやすい，となります．生検するか悩むときには，DL の性状が明瞭か不明瞭かと，その占める範囲に着目するのが重要なポイントになります．

文献
1) Muto M, et al. Magnifying endoscopy simple diagnostic algorithm for early gastric cancer (MESDA-G) Dig Endosc 28 (4)：379-393, 2016
2) 濱本英剛, 他. 早期癌の診断の基本 NBI 拡大内視鏡診断：組織型診断の観点から. 胃と腸 53 (5)：621-634, 2018
3) Kanesaka T, et al. Multiple convex demarcation line for prediction of benign depressed gastric lesions in magnifying narrow-band imaging. Endosc Int Open 6 (2)：E145-E155, 2018

診断の Tips　　　　　　　　　　　　　　　　　　　No. 68

"先生！この胃 NET，ESD していいですか？"
胃 NET 診療で知っておきたいこと

菓 裕貴（埼玉医科大学国際医療センター 消化器内視鏡科）

Diagnosis Tips

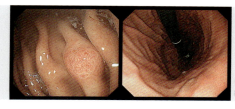

Fig.1　胃体上部大彎の 5 mm の NET．
Fig.2　ピロリ菌未感染の萎縮のない胃底腺粘膜．

　"この胃 NET の治療方針，どう考えますか？" 週に一度，当院で開催される若手医師向けの勉強会で野中康一先生から質問がありました．40 代女性，胃体上部大彎に単発，大きさ 5 mm の NET G1 であり，（若手医師たちは）ESD を提案しました．しかし，消化器外科とのカンファレンスで検討する方針となりました．

　"え…．この病変で手術も検討…？"

　胃 NET は遭遇する機会が少なく，同様に驚いた若手の先生が意外と多いのではないでしょうか．

　今回，胃 NET の治療方針決定には，grade 分類や病期の他に Rindi 分類に応じた術式選択を行うことを指導されました．1993 年に Rindi ら[1]は胃 NET を A 型胃炎に伴う高ガストリン血症により生じる I 型，多発性内分泌腫瘍症 1 型（MEN1）に伴う II 型，散発性の III 型に分類しました．

　背景疾患に伴う高ガストリン血症に起因して発生する I/II 型と比較して，高ガストリン血症に起因しない III 型は悪性度が高く，50～100％に遠隔転移を伴うと報告されています[2]．『膵・消化管神経内分泌腫瘍（NET）診療ガイドライン 1.1 版（2015 年）』の p.96 にも III 型の胃 NET は悪性度が高く基本的に内視鏡的治療の適応にならないと記載されています．Rindi 分類を行わずに胃 NET の治療方針は決定できなかったのです（知らなかった…）．

　この勉強会の後からわれわれは，胃 NET が疑われる症例に遭遇した場合は内分泌細胞微小胞巣（endocrine cell micronest；ECM）がないか生検し，内視鏡レポートに A 型胃炎について記載するようにしています．そして採血でガストリンも必ず測るようにしています．少しでも驚かれた全国の若手の先生方，当院の勉強会に参加しませんか．新たな発見や驚きがあるかもしれません（あ，もちろん野中先生の許可は取ってください笑）．

文献
1) Rindi G, et al. Three subtypes of gastric argyrophil carcinoid and the gastric neuroendocrine carcinoma : a clinicopathologic study. Gastroenterology 104（4）: 994-1006, 1993
2) 河本泉, 他．胃・十二指腸 NET の外科治療と予後．消内視鏡 28（11）: 1776-1783, 2016

診断のTips　　　　　　　　　　　　　　　　　No. 69

たかが生検，されど生検，生検を侮ることなかれ

藤城光弘（東京大学医学部附属病院 消化器内科）

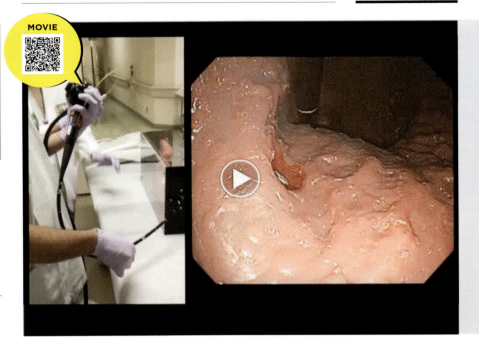

　生検による組織採取は確定診断には必要不可欠ですが，狙ったところから適量の組織が得られなければ，正確な病理診断には至りません．

　スコープ先端を採取予定部位に対して至近距離（1cm程度）で安定させ，静止後に，生検鉗子を直視下で垂直に押し当てることで，適切な狙撃生検が可能です．

　管腔が広く，呼吸性変動を受けやすい胃においては，採取予定部位とスコープ先端との距離を一定に保つために，反転操作が極めて有用です．

　胃体部小彎側の生検はいうまでもなく，大彎側の生検においても，反転操作で採取予定部位に至近距離まで近づくことのできる場合は，同様の方法で，より適切な組織採取が可能です．

　①至近距離，②安定直視下，③処置具の最適な接地，これら三つのポイントは生検に限らず，止血術，ESDなど，あらゆる内視鏡手技の際にも応用可能な考え方です．

　生検においては，送気による壁伸展具合

Mov.1　胃体部小彎寄りの生検方法.
①反転（見上げ）操作で，やや遠方から組織採取部位を視認する.
②右手で生検鉗子シースを把持し，生検鉗子のスコープ先端からの突出長をパンタグラフ状の可動部分が見える程度の長さ（突出長1cm程度）にセットする.
③右手をスコープに移動させ，スコープをゆっくり引きながら，組織採取部位に近づく．その際，介助者には生検鉗子を開くように指示する．
④右手でスコープを引く動作を継続しながら，左親指で保持した上下アングルノブのアップを徐々に解除することにより，組織採取部位に鉗子カップを接地させ，さらに右手，左手の操作を継続することで，鉗子カップを組織採取部位に可能な限り垂直方向に持ってくる．
⑤鉗子カップが組織採取部位に垂直方向に接地した段階で，右手を生検鉗子シースに移動させ，鉗子カップを軽く押し当てながら，介助者には生検鉗子を閉じるように指示する．その際，左手首を右側へわずかにひねることで，カップの歯を組織にしっかりと食い込ませることができる．
⑥鉗子カップが完全に閉じたら，採取予定部位と組織採取部位が一致していることを確認して，右手でゆっくりと鉗子シースを引きながら，組織を採取する．

とカップを閉じる際の押し付け具合も採取される組織の質・量に影響を与えます．

　過伸展した状態でカップを接地し，強く押し付けた状態でカップを閉じて，そのまま一気に鉗子を引き抜くと，粘膜採取量が少ないうえに，粘膜下層深部の太い血管を損傷する可能性が高まります．

　やや脱気した状態で接地し，軽く押し付ける程度で閉じ，適度に再送気したうえでゆっくり引き抜くと，粘膜採取量の多い，より安全な生検が可能です．

　これらのことを理解していれば，患者さんの状態や病変に応じて，粘膜，粘膜下層組織の採取量や深度をある程度調整することができます．

　熟達した病理医から，病理依頼書に記載された内視鏡診断と採取組織の質・量で，内視鏡医のレベルを推し量ることができると聞いたことがあります．

　自戒を込めて，病理医に信頼される内視鏡の達人を目指したいものです．

診断の Tips　　　　　　　　　　　　　　　　No. 70

内視鏡治療後の検体は
転写シールみたいに楽チン固定

小野敏嗣（千葉西総合病院 消化器内科）

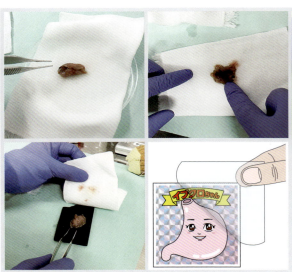
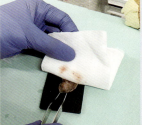

Fig.1　粘膜下層側が内側に丸まった検体.
Fig.2　乾いたガーゼの上に粘膜面を下にして置き伸ばす.
Fig.3, 4　コルク板に乗せガーゼをゆっくり端から剥がす.
Fig.5　転写シールのイメージ

　内視鏡治療検体をコルク板に固定するのに苦労していませんか？

　ピンを検体の端に刺してテンションをかけつつ引き伸ばすわけですが，テンションが弱すぎると検体が十分展開されませんし，逆に強すぎると検体を損傷させかねません．

　また，内視鏡治療検体は粘膜下層側が内側に丸まってしまいがちなので，適切にピンを端に刺すことが難しい場面も少なくありません（Fig.1）.

　そんな時にちょっと一工夫．乾いたガーゼの上に粘膜面を下にして検体を置きます．そして指の腹で愛護的に検体をガーゼの上で伸ばしていくと，粘膜面に残った粘液の接着力によりきれいに検体は引き伸ばすことができます（Fig.2）.

　あとはそのガーゼごとコルク板の上に乗せ，ガーゼをゆっくり端から剥がして行きます（Fig.3, 4）．ガーゼを剥がした後にはコルク板の上できれいに引き伸ばされた検体があるので，そこで端に軽くテンションをかけながらピンを挿していけば良いのです．

　子供の頃にフーセンガム包み紙で良くあった転写シールのようなイメージです（Fig.5）.

　大変な治療を終えた後に細かい作業をすると集中力が切れがちになります．治療後の最後の一仕事がとても楽になりますよ．

診断のTips　　　　　　　　　　　　　　　　　　　No. 71

お金をあまりかけずに好きな場所できれいに標本写真を撮る方法

名和田義高（仙台厚生病院 消化器内科）

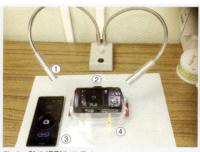

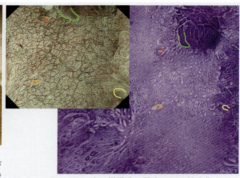

Fig.1　私の撮影システム．
①LED 顕微鏡用照明．3万円程度で買える．②デジカメ本体を串で支える．③Wi-Fi を使ってスマホでシャッターを切る．④深さ5cm 程度の透明な容器にゴム板に張り付けた標本を置き水を4cm 位貯める．

Fig.2　mesh pattern/pit 様構造の胃癌の NBI 拡大像とピオクタニン染色像の比較．

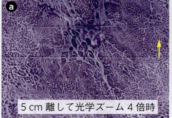

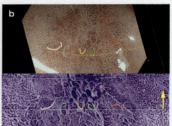

Fig3a　最大ズーム時のピオクタニン染色像．
Fig3b　NBI 拡大像とピオクタニン染色像の比較．

　ESD 時の精査で，普通の病変でも組織像を知りたくなる領域があるものです．

　そのためには関心領域に割を入れて，その写真を記録する必要があります．高額な実体顕微鏡がなくてもオリンパス社のコンパクトデジタルカメラ TG シリーズで可能になります．2014年11月から TG-3 で **Fig.1** のように撮影していました．

　ズームなしで 53×29 mm の領域，最大ズーム4倍で 14×11 mm の領域が描出されます．

　Fig.2 は mesh pattern/pit 様構造の胃癌の NBI 拡大像とピオクタニン染色後標本像との比較です．開口部もきれいに写ります．

　Fig.3a「loop pattern/villi 様構造の胃癌」の最大ズーム時のピオクタニン染色像，**Fig.3b** は NBI 拡大像との比較です．小さい病変なら模様一つ一つをほぼ合わせられます．

　標本がきれいに撮れれば，診断が楽しくなります．

診断の Tips　　　　　　　　　　　　No. 72

進行癌を見つけたら

高木浩一（聖路加国際病院 消化器内科）

Diagnosis Tips

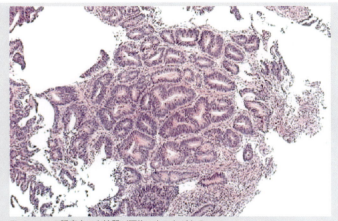

Fig.1　一つの腫瘍内でも性質が不均一なことがある．

　近年，消化管の進行癌においては，手術治療および薬物治療による集学的治療が行われるケースが増えてきました．

　検診や，腹痛・貧血などの症状を契機に内視鏡検査が行われた時点では，進展度評価やステージングが未実施である場合も少なからずあるかと思います．

　一方で，手術困難な場合や術前治療として行われる薬物治療に分子標的薬を含んだレジメンが選択されることもありますが，この場合にはHER2タンパクの発現やRAS遺伝子の変異などを調べる，バイオマーカー検索が必須です．

　これらを踏まえて内視鏡検査の際には，癌の診断のためだけであれば一つ二つの生検で済む場合も多いですが，追加検査が行われることを念頭に検体を多めに採取しておくことが望まれます．

　特に胃癌では腫瘍内におけるheterogeneity（同一腫瘍内での不均一性）の頻度が高いことが知られていますし，診断直後でなくとも将来的に分子標的薬を投与する可能性を考えた検体のストックも必要となってくるかもしれません．

診断のTips　No. 73

微小胃癌に対する診療の問題点とコツ

岸埜高明（市立奈良病院消化器肝臓病センター／消化器内科）

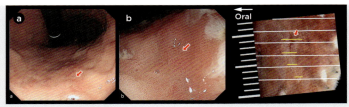

Fig.1（左，中央）　ESD時の通常光観察．
Fig.1a　病変（赤矢印）の認識は困難であった．
Fig.1b　近接観察で，生検瘢痕（赤矢印）を同定した．瘢痕の左側に黄色調の小陥凹を認め，病変と判断したが，近接観察でも病変の認識は困難であった．
Fig.2（右）　ESD後標本（ホルマリン固定後）．生検瘢痕（赤矢印）に接して，白色調の小陥凹を認め，病変と判断した．白線のごとく切り出しを行ったところ，黄色線部に高分化型管状腺癌を認めた．

胃癌は内視鏡機器の進歩とともに，小さい段階で診断され，治療される症例が増えてきました．癌は大きくなるほど深部浸潤する危険性が高くなるため，できるだけ小さいうちに診断されることが望ましいです．しかし，微小病変を発見しても，生検による変形で，治療時に病変の同定が困難になるという問題があります．

今回，私が微小胃癌への診療で気を付けていることを書かせていただきます．

まず生検は病変の変形を最小限にするため，病変辺縁を狙います．そして病変部位が分かるように病変の遠景と近接像を生検の前後で撮像します．この際，目印（ポリープ，黄色腫，瘢痕など）と一緒に撮像できると治療時の病変同定に役立ちます．

癌と診断され，ESDを行う場合は生検瘢痕が残っている間（できれば生検から1か月以内）に治療を行います．治療時，病変が分かりにくくなっている場合は，生検時の写真，生検瘢痕（Fig.1赤矢印）を頼りに病変を同定し，マーキングを行います．

ESD後の切り出しにも注意が必要です．切り出し前に病変を実体顕微鏡で観察し，病変を同定，範囲診断を行います（Fig.2）．そして，病変の形に応じて，切り出し方法を決定します．微小病変の場合，切り出し方法を誤ると病変が十分に切り出されない危険性があります．Fig.2のように実体顕微鏡を用いることで，自信を持って切り出しを行うことが可能となります．

以上のことに気を付けて，日々診療しています．文献には多くの実例がありますので，よろしければご参照ください．

文献
1) 岸埜高明, 他. 微小病変に対する内視鏡生検. 胃と腸 46 (6)：869-879, 2013

診断の Tips　No. 74

胆管ブラシ細胞診のひと工夫

松林宏行（静岡県立静岡がんセンター 内視鏡科）

Diagnosis Tips

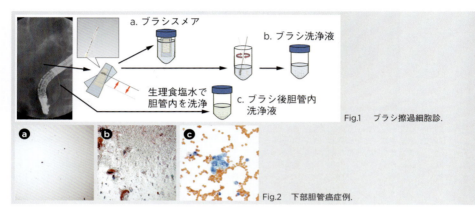

Fig.1　ブラシ擦過細胞診.

Fig.2　下部胆管癌症例.

　胆道系腫瘍の細胞診には胆汁吸引細胞診, 胆管擦過ブラシ細胞診, 経鼻胆管ドレナージ (ENBD) による胆汁細胞診などがあり, これら検体を用いた分子病理学的検査を臨床応用している施設もあります. 当院では上記いずれの検体採取法も行っていますが, 1回の細胞診で最も感度が高いのはブラシ擦過後に胆管内を洗浄する方法です.

　ブラシ擦過細胞診ではオリンパス社製の擦過ブラシ (BC-24Q) を用い, 狭窄部の輪郭が分かる程度に造影した後, 狭窄部を20回程度小刻みに擦過します (Fig.1). ブラシ先端部を2枚のプレパラートで挟み込んで圧挫するスメア検体 (Fig.1a) とその後10 mL程度の生理食塩水 (生食) でブラシを撹拌・洗浄するブラシ洗浄液検体 (Fig.1b) を作製しています. ブラシにこびり付いた細胞が剥がれない場合には, ブラシ先端部をニッパーで切断し, 生食に浸して軽くボルテックス撹拌器にかければ剥がれます. おすすめの胆管内洗浄液は, ブラシ擦過後に胆管内に舞った癌細胞を洗浄回収する方法です. 加圧し過ぎて胆管炎を起こさないように注意し, 胆管容積に応じて5〜10 mL程度の生食を数回注入・吸引しますが (Fig.1c), 回収液量が多いほど感度が上がる傾向が認められます. Fig.2に下部胆管癌症例 (結節浸潤型, 46 mm) の吸引胆汁細胞診 (a, ×20) とブラシ擦過後胆管内洗浄液 (b, ×20) のパパニコロウ染色像を提示しますが, 後者の上皮細胞収量が多いことは一目瞭然で容易に癌細胞を検出することが可能です (c, ×400). 当院における胆管癌症例の吸引胆汁, ブラシスメア, ブラシ洗浄液の細胞診の感度は32〜43%, ブラシ擦過後胆管内洗浄液では70%でした.

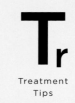

治療の Tips

治療のTips No. 75

局注はソフトクリームのイメージで

小野敏嗣（東京大学医学部附属病院 消化器内科）

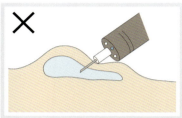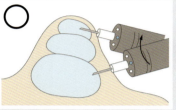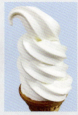

Fig.1 局注はコーンの上にソフトクリームを高く重ねていくようなイメージで行う．

粘膜下層への局注から始まる内視鏡的粘膜切除術ですが，特にスネアリングで切除する場合は局注のやり方一つで病変の切除が難しくなることもあり，良好な病変の挙上を得るための局注が非常に重要です．

内視鏡治療で使用する局注針はシースとその先端から突出する金属針で構成されており，実際にはシースがストッパーとして粘膜表面に留まり，粘膜を貫いた金属針の先端から局注剤が注入されます．

したがって，刺入部ではなく金属針の先端開口部を中心に局注剤が注入されることをイメージしながら注入する必要があります．

また，金属針の先端から同心円状に局注剤が拡散していくことを考えると，先端の位置を固定したままではシースが粘膜の挙上を抑えてしまうため，粘膜挙上に合わせて金属針の先端の位置をずらしていくと，その移動させた方向にうまく病変を挙上させることができます（Fig.1）．

同心円状に拡がる局注剤のボールの上に局注剤のボールを段々に重ねていくような感覚で，例えるならばコーンの上にソフトクリームを高く重ねていくようなイメージに近いのかもしれません．

ただし，ソフトクリームの場合は固定されたソフトクリームメーカーに対してコーンを動かしますが，局注の場合は固定されたコーンに対してソフトクリームメーカーを動かしていくことになります．ソフトクリームメーカーならぬ局注針先端の位置を常に意識しながら，崩れることなくうず高く局注剤を積み重ねていくイメージで行うと良いでしょう．

なお，ソフトクリームも同じですが，欲張りすぎると周囲から崩れてしまいかえってスネアを掛けにくくなります．ソフトクリームも局注もほどほどにしておきましょう．

治療のTips　No. 76

局注「命」

木村晴（厚生中央病院 消化器内科）

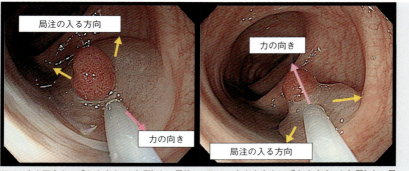

Fig.1　力を下向きにずらす（ピンク矢印）と，局注は上に入る（黄矢印）．

Fig.2　力を上向きにずらす（ピンク矢印）と，局注は上に入る（黄矢印）．

下部消化管内視鏡検査を一人で挿入できるようになったら，次の課題はポリペクトミー・EMRそしてESDでしょう．

後者2つに付いて回るのが「局注」です．

粘膜層の病変を浮かせるための「局注」ですが…，皆さんこの局注をなすがまま，されるがままに注入していませんか!?

局注によって手技の難易度は大きく変わってきます．いい換えれば手技を格段にやりやすくする一つの手段でもあるわけです．病変の位置や大きさ，向きによって少なからず"こっちに向いてもらいたいな"と思いながら局注していると思います．

実は局注の入り方はコントロールすることができます．つまり，入れたい所に入れたい量を入れることができるのです．

局注は「入る」ものではなく「入れる」ものです．

つまり，治療をしやすいように病変の向きをコントロールできるということです．

例えば，上の写真（Fig.1, 2）です．粘膜下層に穿刺した局注針を穿刺した状態で下向きに少し力をずらしてあげると，局注は上（写真では口側）に入ってくれるようになります．上向きに少し力をずらしてあげると下（手前）に局注が入るようになります．

右に力をずらせば局注は左に，逆も然りです．こうやって自分で処置のしやすい状態をつくりあげるわけです．

局注がうまく入らないのは助手のせいではありません．処置がうまくいかないのは看護師のせいではありません．

局注をコントロールしてより精度の高い処置を目指しましょう（注：力のずらし方は少しずつ試すようにしてください．穿刺針の先端は鋭利な刃物です）．

治療のTips No. 77

あえて腫瘍を貫く局注

梅木清孝（千葉西総合病院 消化器内科）

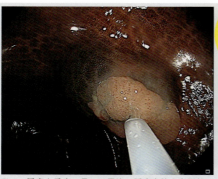

Fig.1 腫瘍を垂直に貫いて局注し腫瘍全体を台形状に挙上させる.

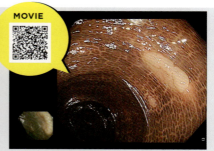

Mov.1 近傍にある正常粘膜へ少量の局注を行い，穿刺したい腫瘍部直下が少し隆起してきたら同部を穿刺する.

　20 mmを超えるような病変や平坦な病変に対してEMRを施行する際，局注量が多くなってしまいスネアリングが難しくなった経験はありませんか.

　そのようなことを避けるため，私は腫瘍を垂直に貫いて局注し腫瘍全体を台形状に挙上させるようにしています（**Fig.1**）．この方法だと病変周囲に局注していくより注入量が少なくて済み，局注液が粘膜下層に広がりすぎてスネアリングが困難になるといったことを回避できます.

　もちろん粘膜下局注による腫瘍細胞の埋め込みが懸念されますので，癌が示唆されるような部位への穿刺は極力避ける必要があります．しかし，それでも病変自体を穿刺しなければ切除が難しくなると予想される場合もあるかと思います．そのようなときはまず近傍にある正常粘膜へ少量の局注を行います．針の向きを適宜調整して穿刺したい腫瘍部直下が少し隆起してきたら同部を穿刺するといった方法をとっています（**Mov.1**）．

　腫瘍直下の粘膜下層に局注液を入れてから穿刺すれば，深部への腫瘍細胞の埋め込みの可能性もほぼなくなり，病変自体への穿刺も許容されるだろうと師匠に教えられました.

　この方法を使うと，病変の真下に台形状の隆起を容易に形成することができ，スネアリングが非常に簡単になりますよ.

　大きな側方発育型大腸腫瘍（laterally spreading tumor；LST）の切除時などに試してみてください.

治療の Tips　　No. 78

ステロイド局注はナイフの water jet で楽しく！

由雄敏之（がん研有明病院 消化器内科）

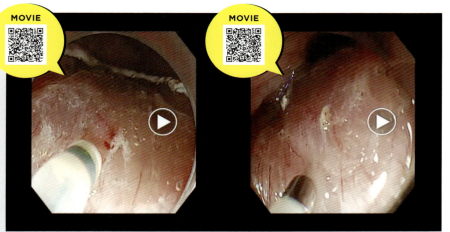

Mov.1　water jet をつなげて薄い粘膜下層を膨隆させる．　Mov.2　十分に厚くなった粘膜下層にステロイド局注を行う．

　食道 ESD で広い病変を切除したときは，狭窄予防のために「ステロイド局注」を行います．

　多くの施設で病変切除の直後に行っていると思います．

　薄く残った粘膜下層に局注針を刺して行いますが，深く刺しすぎて筋層に注入すれば後穿孔の原因にもなり，浅すぎれば漏れて効果が減るように思えます．

　ESD で疲労困憊したときに神経を使う処置となります．

　お使いのナイフには water jet 機能があるでしょうか？

　water jet をつなげて，閉じたナイフを押し付けてペダルを踏むと，薄かった粘膜下層がどんどん膨隆していきます（**Mov.1**）．

　十分に厚くなった粘膜下層にステロイド局注を行うのは簡単です（**Mov.2**）．

　2/3 周以上の粘膜欠損で狭窄のリスクとされステロイドを使用しますが，私は半周以上の粘膜欠損なら局注をすることが多いです．

　狭窄には至らなくても食道がひきつれ，食事がつかえると訴えられることが多いためです．

　でも，これを使えば，ステロイド局注が苦痛なく，楽しくなりますよ！

治療のTips　No. 79

知らないと損する！
食道ESD後狭窄予防のコツ
狭窄とステロイドによる狭窄予防のメカニズムを
細胞レベルで理解しよう！

野中康一（埼玉医科大学国際医療センター 消化器内科）

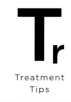
Treatment Tips

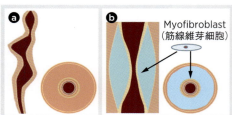

Fig.1 これまでの食道狭窄のイメージと実際の食道狭窄.
a これまでの食道狭窄のイメージ，b 実際の食道狭窄．これまでのイメージでは，外側が凹んでおり，筋層が肥厚している．実際の食道狭窄では，食道の外側はくびれず，内側にmyofibroblastが増えている．

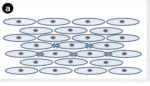
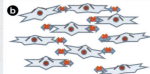

Fig.2 ステロイド局注前後のmyofibroblastのイメージ．
a ステロイド局注前，引っ張り合い収縮力を持つ．b ステロイド局注後，数が減少して多角形でいびつな形に変化し，収縮力を失っている．

　なぜステロイドがESD後の狭窄予防に有効なのでしょうか？　狭窄部位について構成細胞のレベルで考えてみましょう．

　以前は，食道ESD後の狭窄部位で筋層は線維化で肥厚しているものと推測されていました．しかし実際には，筋層は菲薄化しており，その筋層の上に肥厚したmyofibroblast（筋線維芽細胞）の層が存在していたのです（**Fig.1**）．

　このmyofibroblastは，細胞自体が引っ張り合って収縮力を持つことが多くの研究で報告されています[1]．つまり，狭窄部位に増加したmyofibroblastsが平行に配列し，ギュッと引っ張り合った結果，食道狭窄を来していることが推測されます（**Fig.2a**）．

　さらに，このmyofibroblastは固有筋層の筋細胞の脱分化が由来の一つではないかと推測しており，ステロイドがESD後潰瘍の治癒過程で出現するmyofibroblastたちをポンコツ化させて収縮力を失わせ，その出現数自体も減らして食道狭窄を予防しているのではないかと考えています（**Fig.2b**）．

　このメカニズムを踏まえて，食道ESD後狭窄予防をマスターしましょう！

　詳細は『上部・下部消化管内視鏡診断マル秘ノート2』の「ゼロから理解する食道ESD後狭窄予防」で，ステロイドによる狭窄予防の「コツ」とともに解説しています．
　ぜひご一読ください！

<病理指導：伴慎一（獨協医科大学埼玉医療センター 病理診断科）>

文献
1) Hinz B, et al. The myofibroblast : one function, multiple origins. Am J Pathol 170（6）: 1807–1816, 2007

※この記事は，『上部・下部 消化管内視鏡診断マル秘ノート2』より抜粋し，一部転載したものです．

治療の Tips　　　　　　　　　　　　No. 80

グローブ M サイズ以上限定⁉
two-fingers method
"誰かスコープ持って！"といいたくなる方に

今井健一郎（静岡県立静岡がんセンター 内視鏡科）

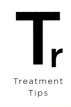

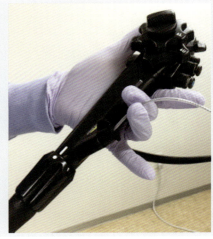

Fig.1　two-fingers method.

　ESD はもちろん，EMR でも，点墨でも，狙撃生検でも，内視鏡処置においてブラインド操作は確実性を損ない，成績は安定しません．確実な処置には直視下の手技が必須です．

　大腸内視鏡では，半月ひだや彎曲部の存在，長い形状という大腸の臓器特性から，右手でスコープを固定し，左手でアングルを掛けた状態を維持しなければいけない場面に遭遇します．

　そんなときに有用な，左手でデバイスを操作する，two-fingers method[1] をご紹介します．

　この操作法は，親指で上下左右アングルを保持し，中指と薬指を使ってデバイスを出し入れするものです（**Fig.1**）．左右アングルをロックするとアングルを保持しやすくなります．

　手が小さい方には難しいかもしれませんが，少なくとも M サイズ以上のグローブを愛用している方であれば，しばらく練習するとできるようになると思います．

　"誰かスコープ持って！"なんて，心の中，あるいは実際に叫んでいる方にお勧めします．

文献
1) Nishizawa T, et al. Control of the treatment device for endoscopy by the left hand : two-fingers method. Gastrointest Endosc 80（6）: 1206-1207, 2014

治療の Tips　No. 81

手が小さい人のための
アングル活用術

堀井城一朗（福山医療センター 消化器内科）

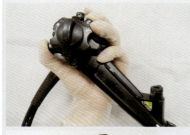
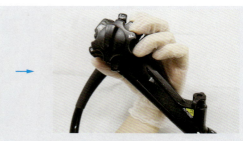
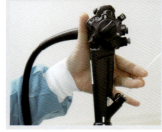

Fig.1（上）　左手をスコープの軸に対して少し右方向に回旋してみると上下アングルの操作性が保たれたままサイドアングルにしっかり指が掛かる．
Fig.2（下）　左手をクルッとずらすと処置具を操作することが可能になる．

内視鏡は左手でアングル操作を行いますが，特に内視鏡処置中は上下・左右のアングルをフル活用する場面に多く遭遇します．

こんなとき，手の小さな先生は左右アングルにうまく指が届かなかったり，力が入りにくくて苦労することはないでしょうか？

私の手のサイズは，手術用手袋で 6.5 がぴったりなので平均男性より少し小さい程度かな？　と思っていますが，内視鏡処置中に上下アングルを掛けながら強いサイドアングル操作が必要な局面では思ったような操作ができずに苦労することがありました．

こんなとき，アングルノブアタッチメントを使用する方法も一案ですが，より簡便な方法として，左手をスコープの軸に対して少し右方向に回旋してみると，上下アングルの操作性が保たれたままサイドアングルにしっかり指が掛かります（Fig.1）．

応用として，処置具を操作する際に有用な two-fingers method[1]（Tips No.80 を参照）は手が届かないから難しいなと思っている先生でも，同様に左手をクルッとずらすと処置具を操作することが可能になります（手をずらすと少し力が入りにくくなるので，私は第 2〜4 指を使っています．Fig.2）．手が小さくてお困りの方はぜひ試してみてください．

文献
1) Nishizawa T, et al. Control of the treatment device for endoscopy by the left hand : two-fingers method. Gastrointest Endosc 80（6）: 1206-1207, 2014

治療のTips　　　　　　　　　　　　　　　　　　No. 82

ESDでは，右手はスコープを持つべきか，デバイスを持つべきか？

Treatment Tips

山本克己（JCHO 大阪病院 内視鏡センター）

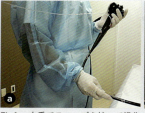
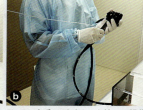
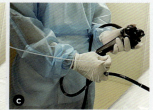

Fig.1a　右手でスコープを持って操作する場合．
Fig.1b　右手でデバイスを持って操作する場合．
Fig.1c　右手でスコープとデバイスを同時に持つ場合．

　ESDの場合，右手は，主にスコープを持って操作する派（①，Fig.1a）と，主にデバイスを持って操作する派（②，Fig.1b）など，エキスパートでも分かれるため，操作に悩まれている方もいるのではないかと思います．

　①②以外にも，右手でスコープとデバイスを同時に持つ方法（③，Fig.1c）やTwo-fingers method（④，Tips No.80を参照）があり，使いこなせると幅が広がります．

　スコープの先端がぶれると，画面が安定しないため，①④のように右手でスコープを持つ方が，視野が安定しやすく，①の操作でデバイスを動かせることがまず基本になります．一方，スコープの操作性が悪い場合や，short needle knifeなどの先端系デバイスで精密な剥離を行いたい場合などでは，右手をスコープから離し，②③のように右手でデバイスの出し入れを行う方が有効な場合も多くあります．この場合も，右手をスコープから離す場合も，おなかでスコープを押さえたりすることなどにより，視野を安定させた上で，デバイスを操作する必要があります．大腸ESDなどでparadoxical movementが著しく，スコープから右手を離すと抜けてしまう場合に，介助者にスコープを保持してもらうことも有効です．

　いずれの方法も，状況に応じて使い分けられた方がよいと思いますが，右手でスコープの出し入れやねじりを行い，左手のみで上下左右アングルを使いこなせることが上達への第一歩ですので，これからESDを始められる方は，まずは日常の上下部内視鏡検査やEMR，ハンズオンセミナーなどで十分なトレーニングを積みましょう．

治療のTips　　　　　　　　　　　　　　　　　　No. 83

左手の薬指に仕事をさせるべし！

池田晴夫（昭和大学江東豊洲病院 消化器センター）

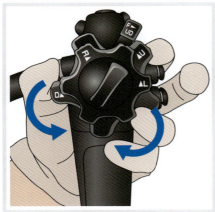

Fig.1　左手のみで，上下・左右の2つのアングルホイールを別々にコントロールする．各アングルは引き下げて操作．

　スコープのコントロールにおいて，アングルコントロールはおそらく次の二者のどちらかのパターンであると思われます．
①親指だけでコントロール．
②積極的に薬指（人によっては中指も）を使用．
　私は後者を勧めます．
　スクリーニングなど検査だけであれば①の操作方法で事足りるのですが，ESDを例に考えると，左手のみで上下・左右の2つのアングルホイールを別々にコントロールできることは非常に重要なポイントです（**Fig.1**）．
　両ホイールを意のままに，片手のみでコントロールしようと思うと，薬指を休ませておくことはできないのです．
　このアングル操作ができると，ナイフの先端を狙ったポイントへスムーズに運ぶことができ，スムーズに切開ラインや剥離ラインをトレースすることができるようになります．

　内視鏡を始めたばかりの頃は，左右アングルは二の次であると指導されることが多いように思いますが，私は逆に積極的に左右アングルを使用するように指導します．
　例えば，大腸内視鏡検査の観察は特によいトレーニングです．挿入できたことに気を抜かずに，観察のときにトルク操作を最小限にし，スコープ先端をアングル操作主体で回旋させ，全周をくまなく観察することは非常に有効です．
　最初は思うように動かないのですが，自転車の乗り始めと同じように，徐々に意識することなく自然に薬指が連動して動きだすはずです．

治療のTips No. 84

ESDはペダルワークが重要！

森田圭紀（神戸大学医学部附属病院 消化器内科）

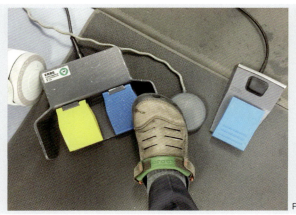

Fig.1 ESDのペダル操作.

　ESDをスムーズに行うためには，車の運転同様，手足の協調操作が重要です．

　左手のアングル操作と右手のスコープ保持による良好な視野づくりが不可欠なことはいうまでもありませんが，いざ粘膜切開や粘膜下層剥離を行うとなると，今度は高周波発生装置による通電操作が必要になります．

　状況に応じて，瞬時に切開と凝固のペダルを踏み分けたり，送水用のペダルを操作したりすることが要求されます．血管が豊富な部位の止血を行う際には，十分な凝固作用を得るためにペダルをやや長めに踏まなければなりません．

　また，切開の際には断続的に小刻みなペダル操作を行います[1]．すなわち，リズムよく微妙な足先操作を行うわけです．

　そのためには，ドライビングシューズのように足裏の感覚が伝わりやすいシューズを選ぶことが重要です．

　複数のペダルを瞬時に踏み分けるには，車のアクセルとブレーキペダルを操作するように踵を支点にして足を動かします(**Fig.1**)．

　高周波用ペダルと送水用のペダルを左右の足で別々に分けて踏む人もいますが，個人的には，利き足が右足であるならば，左足で体の軸を支えて，右足で微妙な操作を切り替えるほうがよいように思います．

　高周波用ペダルも足先の動きがリニアに伝わるものを選ぶのがベストです．

文献
1) Morita Y. Electrocautery for ESD : settings of the electrical surgical unit VIO300D. Gastrointest Endosc Clin N Am 24 (2) : 183-189, 2014

治療の Tips　　　　　　　　　　　　　　　No. 85

飛べないペンギンでも…

草野 央（日本大学医学部 消化器肝臓内科）

Treatment Tips

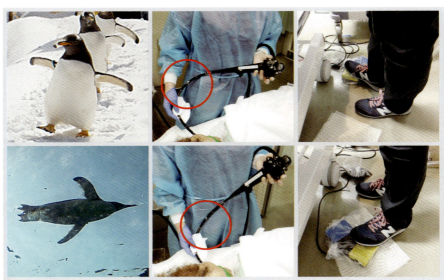

Fig.1（上）　右足でペダルを踏むと不格好．
Fig.2（下）　左足でペダルを踏むとスコープがしっかり固定でき，格好いい．

"なんか不格好なんだよな．まっ，飛べないペンギンにいっても仕方ないか…"

　内視鏡を手にしているとき，そんな言葉を投げつけられたことがありました．

　ペンギンに似た不格好さに掛けた言葉だったのでしょう．今ならパワハラで訴えられそうですね（笑）．

　不格好さの正体は…右足で高周波装置のペダルを踏んでいることでした（**Fig.1**）．

　左足でペダルを踏む → 右足が軸になるので右側に壁ができる → スコープがおなかでしっかりと固定できる → 格好いい！となるわけです（**Fig.2**）．

　プロフェッショナルと呼ばれる人の姿はとにかく格好いい．無駄を削ぎ落とされたシンプルな姿です．

　それは内視鏡でも同じこと．

　自分も格好いい姿になっているか，日々問いかけることも大切です．

　飛べないペンギンでも飛べる日は来る！

治療の Tips　　　　　　　　　　　　　　　No. 86

イスに座って大腸 ESD を
してみませんか？

林武雅（昭和大学横浜市北部病院 消化器センター）

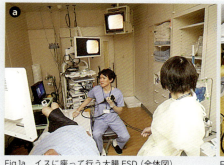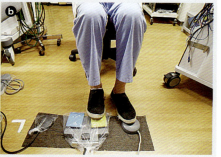

Fig.1a　イスに座って行う大腸 ESD（全体図）.　　Fig.1b　イスに座って行う大腸 ESD（フットスイッチ）.

　内視鏡だけでなく ESD ナイフにも送水機能が備わったものを使用する場合，足元にたくさんのフットスイッチがあって混乱しませんか？

　4 つあるフットスイッチを全て片足で踏むには軸足をずらすか軸足を入れ替えないといけません．

　その度に足元を目で確認していると視野が変わってしまい，また視野をとるために内視鏡画像に目を向けると足元がずれてしまう…，こんなことを何度も経験していると思います．

　そんなときは，座ってみてください．

　あら不思議，両足でフットスイッチが踏めるのでほとんど内視鏡画面から目を離さずにすみます（**Fig.1**）．

　私も 7 年ほどすべての内視鏡手技を立って行っていましたが，初めて大腸 ESD を施行するに当たり，座った状態での手技しか見学したことがなかったため，自動的に座位での手技となりました．

　最初は違和感がありますが，上半身をツイストしてトルクを掛けるとき軸足を気にせず好きなだけトルクを掛けられます．フットスイッチも踏みやすいです．

　私はナイフの送水機能を一振りごとに使用しています．粘膜下層に局注して粘膜挙上を維持するだけでなく，粘膜下層・筋層を冷却することにより熱変性を軽減することもできます．つまり高周波だけでなく送水のフットスイッチもかなり使用するため，軸足を必要としない座位での ESD はかなりメリットがあると考えています．

　今では上部消化管の ESD でも座って行うこともあります．ぜひ一度試してみてください．

治療の Tips　　　　　　　　　　　　　　　No. 87

胃ESD　近づきにくいときはおなかを押してみよう！
腹部圧迫近接法

土肥 統（京都府立医科大学大学院医学研究科 消化器内科学）

Treatment Tips

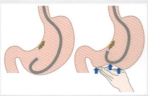
Fig.1　腹部圧迫近接法のシェーマ．

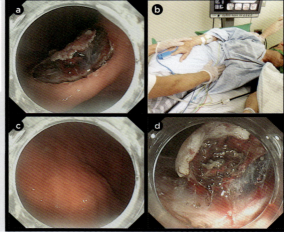
Fig.2a　近接困難な胃体下部小彎病変．
Fig.2b　用手的に腹部を圧迫．
Fig.2c　内視鏡画面で圧迫部位を確認．
Fig.2d　腹部圧迫により近接可能．

　胃体中下部小彎病変のESD時に近接が難しくて苦労したことはないですか？

　基本は脱気して近接するのですが，脱気しても近づかなければマルチベンディングスコープや内視鏡装着偏心型バルーン（エアアシスト®）などが有効です．

　しかし，どの施設にも常備しているわけではないですし，実際私の施設にもありません．そんなときは，おなかを押してみましょう！（腹部圧迫近接法，Fig.1）

　近接が難しい（Fig.2a）ときはPEG造設時の要領で，胃角部大彎あたりが盛り上がる場所を押えます（Fig.2b，c）．

　スコープをプッシュすると圧迫部位で反転するので病変に近づきます（Fig.2d）．

　このように簡単に使える方法[1]なので，ぜひ試してみてください！

　どの患者さんでもうまくいくわけではないので，ESDの前にあらかじめおなかを押して近づけるかどうか試してみるのもいいですよ．

文献
1) 土肥 統, 他：胃ESDにおける腹部圧迫近接法. Gastroenterol Endosc 56 (10)：3658-3659, 2014

治療の Tips　　　　　　　　　　　　　　　　No. 88

内視鏡先端の動きを
イメージできていますか？

山口真二郎（関西労災病院 消化器内科）

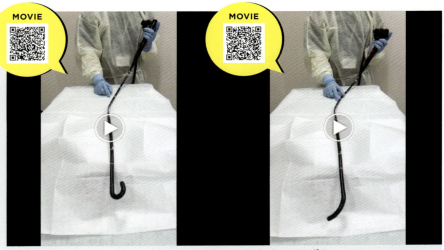

Mov.1　up アングル.　　　　　　　　　　Mov.2　down アングル.

　皆さんは ESD でナイフを動かすとき，主に下記の方法を使い分けていると思います．
①左手で上下・左右アングルの両方を使う．
②右手で内視鏡先端部を持って，左右にトルクを掛ける．
③内視鏡先端部から右手を離し，右手でデバイスを出し入れしながら左手で内視鏡の操作部を左右に回旋する．

　Down アングルを掛けている状態で②③の操作を行ったとき，左に内視鏡を動かしたつもりが右に動いてしまうことを経験すると思います．
　理屈は簡単です（Mov.1, 2）．
　up アングルでの②③の操作は左右思った方向に動きますが，down アングルの操作は慣れていないとやりづらいですよね．
　ちなみに，操作①は down アングルを掛けている状態でも左右思った方向に動きます．皆さんは，ESD 中は無意識にこれらの操作をしているのではないかと思います．
　でも，ESD 中に"今は up アングルだから…，down アングルだから…"などと考えているとうまく切れません．
　ESD 前の精査内視鏡や日頃のスクリーニング内視鏡のときから①～③の操作を意識していると，内視鏡先端の動きがよりイメージできて，ESD も上達すると思いますよ．

治療の Tips | No. 89

病変とスコープの位置関係を意識していますか？

前田有紀（仙台厚生病院 消化器内科）

Tr Treatment Tips

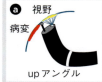
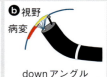

Fig.1 マーキング：12 時 (a) → 6 時 (b).

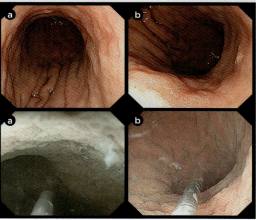

Fig.2 接線方向 (a) → 対物レンズ対側 (b).

Fig.3 EUS プローブ (a)：斜め → 平行 (b).

　機種ごとに違いはありますが，上部消化管用スコープの鉗子口は，おおむね 6〜7 時方向ですね．一方，対物レンズは，おおむね 12〜3 時に位置しています．

　病変とスコープの状況を考えず，ありのままの位置関係で何とかしようと苦労している若い先生をよく見かけます．

　例えば，12 時方向の病変をそのまま up アングルでマーキングすると，どうしてもブラインドになりますね．

　そんなときは，スコープをひねって病変を 6 時方向に持ってくると，病変を直視しながらマーキングできます（**Fig.1**）．

　観察も同じです．接線方向でよく見えない病変は，対物レンズの反対側に移動させると全体像が観察しやすくなります（**Fig.2**）．

　細径プローブ超音波内視鏡検査（EUS）でも病変の位置が重要です．病変を鉗子口方向に持ってくると，プローブが病変に（消化管壁に）平行になり，きれいな画像を描出できます（**Fig.3**）．

　ちょっと意識するだけで視野がかなり変わるので，ぜひ試してみてください．

治療のTips　No.90

ESDなど内視鏡治療のための日常診療でできる簡便なトレーニング

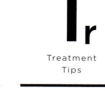

Treatment Tips

八田和久（東北大学消化器病態学分野）

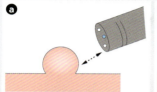
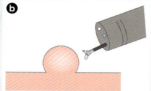

Fig.1 狙撃生検を工夫して内視鏡治療イメージを訓練する方法．a 生検鉗子挿入前に対象病変との位置を決定，b あとはスコープを動かさず生検鉗子を入れるのみ．

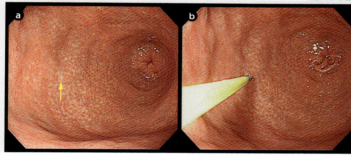

Fig.2 内視鏡的生検．狙撃生検（a 黄矢印）する際に，実際に生検鉗子を出すと，想像以上に遠方であることがある．

　内視鏡治療を行うに当たって，簡便にできる訓練をご紹介します．

　ある程度内視鏡検査をこなしてきたトレイニーの先生方は，次に内視鏡治療，特にESDを行いたくなると思います．

　内視鏡治療で重要なポイントの一つは，対象病変との距離を正確に保ち，術者の狙いどおりの動きをすることです．そして，その実現のためには，「イメージの訓練」が必要です．狙撃生検はその訓練となりますが，少し工夫することでより良い訓練法になるかもしれません．

　その方法とは，生検鉗子挿入後にスコープを全く動かさずに生検できるよう，鉗子を入れる前にスコープを適切な位置に調整しておくことです（**Fig.1**）．普段知らず知らずのうちに生検鉗子を入れてから内視鏡を微調整してしまうことも多く，このように事前の位置決定だけで正確に生検することは意外に困難です．

　しかし，この訓練法を行うことにより，スコープと対象病変との距離，位置関係のイメージが鍛えられ（**Fig.2**），ESDなど内視鏡治療での適切な距離感覚に生きてきます．

　一度試しに行ってみてはいかがでしょうか？

治療の Tips　　　　　　　　　　　　　　　　No. 91

ESD のスタートで
つまずかないために
プレカットは慎重に

矢田智之（国立国際医療研究センター国府台病院 消化器・肝臓内科）

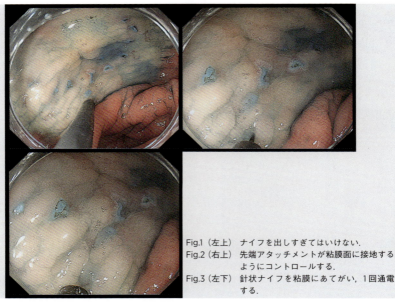

Fig.1（左上）　ナイフを出しすぎてはいけない．
Fig.2（右上）　先端アタッチメントが粘膜面に接地するようにコントロールする．
Fig.3（左下）　針状ナイフを粘膜にあてがい，1 回通電する．

　ESD 初心者にとって（そばで見ている指導医にとっても）一番怖いステップの一つがプレカットです．ここで深くなり穿孔してしまうと，一発お取り上げで，せっかく準備してきたことも水の泡と化してしまいます．

　プレカットが難しい例として，呼吸性変動が強いケースが挙げられます．このような場合，思わぬ動きがあった際にカットが深くなりすぎないよう，ナイフを出しすぎてはいけません（Fig.1）．

　まずは，先端アタッチメントが粘膜面に接地するようにコントロールします（Fig.2）．これだけでも呼吸性変動は軽減します．距離が遠い場合でも，脱気することにより，近い距離で処置可能なことが多いです．

　また，プレカットを最初から一気にダダダッと行いたがる人もいますが，これは初心者にはお勧めできません．

　針状ナイフを粘膜にあてがい，1 回通電すると，ナイフ部が粘膜内へ刺入されます（Fig.3）．この状態では呼吸性変動もほぼなくなりますので，後はゆっくり行きたい方向へアングル・トルクを掛けながら切開を続けます．

　スタートでつまずかないためにも，プレカットは慎重に行いましょう．

治療の Tips　　　　　　　　　　　　　No. 92

きれいなマーキングで快適な食道 ESD を！

佐々木文郷（鹿児島大学病院 消化器内科）

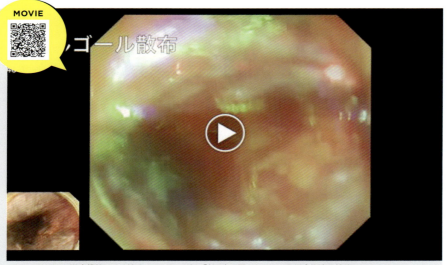

Mov.1　ナイフの送水機能による洗浄．マーキングの「付き」が悪いときは，生理食塩水で洗浄してみよう．

　食道 ESD マーキングのちょっとした小技をお話しします．

　皆さん，食道 ESD を行うとき，ルゴールを撒布し，範囲診断を行いますよね．

　きれいなマーキングを行うことで，ESD 治療手技に専念できるようになりますから，マーキングは重要です．

　さあ，いよいよマーキングを始めると，"あれ？　マーキングの付きが悪い…，胃や大腸はそんなことないのに…" というときはありませんか？

　そんなときは，高周波の設定を見直すことが多いのではないでしょうか？

　その前に試していただきたいのが，今回ご紹介する高周波ナイフの送水機能を使用した方法です．

　最近のナイフは，ほとんどのものに送水機能が付いています．

　マーキングの「付き」が悪いときは，マーキングの直前に送水機能を使い，生理食塩水でマーキングを行いたい部位を一瞬，洗浄してみてください．

　生理食塩水でヨードを洗い落とすことで，通電効率が高まり，驚くほどきれいなマーキングが行えます！

　きれいなマーキングで快適な食道 ESD を！！

大腸 ESD 時の周辺切開は局注の穴をマーキング代わりに

大仁田賢(春回会井上病院 消化器内科, 長崎大学病院 光学医療診療部)

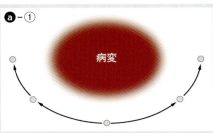

Fig.1a-① 切開ラインを間違わないための工夫①. 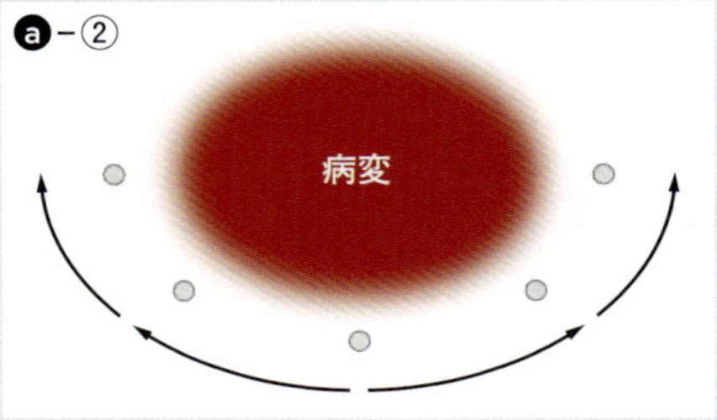　　Fig.1a-② 切開ラインを間違わないための工夫②.

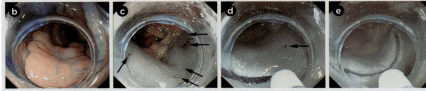

Fig.1b　28 mm 大の 0-Ⅱa 型(LST-NG, flat)腫瘍を認めた.
Fig.1c　病変肛門側に局注(矢印:局注の穴).
Fig.1d　局注の穴を目安に切開(矢印:局注の穴).
Fig.1e　局注の穴をつなぐように切開.

　大腸腫瘍の ESD は胃や食道の ESD と違い, 境界が分かりやすいためマーキングを行わずに ESD を開始することが多いと思います.

　しかし, 切開時には病変が視野に入らないことも多く, マーキングを行っていなかったために当初想定していた切開ラインより内側に切り込んでしまうことを経験された先生もいらっしゃるのではないでしょうか.

　切開ラインを間違わないための工夫として, 私は切開するつもりのライン上に局注し, 局注の穴をつないでいくように切開しています(**Fig.1a-①**). この方法では, 切開したいラインに良好な膨隆が得られるので一石二鳥です.

　また, 局注が病変に近くなってしまった場合には, 局注の穴をマーキング代わりにしてその外側を切開しています(**Fig.1a-②**).

　これらの工夫により水平断端が陽性あるいは不明瞭という病理結果が戻ってくることは減ると思いますので, ぜひ一度試してみてください.

治療のTips　No. 94

スピーディーな大腸ESDを目指して

鈴木拓人（千葉県がんセンター 内視鏡科）

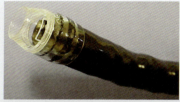

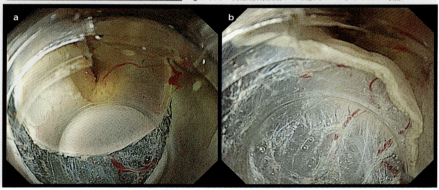

Fig.1（上）　先端先細り型フード．
Fig.2（下）　剝離初期段階から粘膜下へのもぐりこみ可能．

　大腸ESDにおいて，周囲切開後にスコープが粘膜下層にもぐりこむまでが，いわゆる「律速段階」の一つです．

　周囲切開直後の剝離においてはナイフ先端の直視下での操作を行いづらく，ややブラインド気味での操作を要するため，経験の少ない術者においては躊躇し時間を要することが多いと感じます．従来，ESDにおいてはストレートタイプの透明フードが多く使用されていますが，先端先細り型フード（**Fig.1**）を用いることで周囲切開後，軽く2〜3回なぞる程度で，粘膜下層にもぐりこむことが可能となります（**Fig.2**）．その後は，直接ナイフ先端を視認しながらの剝離処置となり，より安全・確実に行うことができます．さらに線維化などスペースのせまい粘膜下層領域においても，もぐりこみやすく処置を容易にします．

　一方デメリットは，全体の視野が狭くなることと，従来よりもやや遠目でのナイフ操作となることです．しかし，最近ではフードの透明度が高くなっており，視野の妨げになりにくく，遠めの処置も若干の慣れは必要ではありますが，それほど苦ではないでしょう．

　大腸ESDの「律速段階」となる初期剝離攻略の上で，先端先細り型フードは有用なツールとなります．

No. 95

先端先細りタイプの透明フードの装着が ESD の難易度を下げる!?

吉田 亮（佐世保市総合医療センター 消化器内科）

Treatment Tips

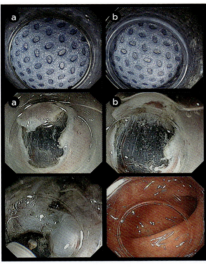

Fig.1　各種フードの装着画像.
Fig.1a　ストレートフード装着時.
Fig.1b　ST フード装着時（先端外径は約 2/3）. 通常より 1.5 倍粘膜下層に潜り込みやすい!?

Fig.2　食道 ESD 1 回の切開後.
Fig.2a　ストレートフード装着時.
Fig.2b　食道 ESD 1 回の切開後（ST フードへ変更したところ，潜り込めた）.

Fig.3（左）　胃の瘢痕病変 ESD 時粘膜下層への潜り込み＋良好な視野（剥離ラインの同定）.
Fig.4（右）　大腸 ESD の挿入時（視野は良好）.

　ESD 時にはスコープへのフード（アタッチメント）装着が必須であり，安定した ESD のポイントは「いかにスコープを粘膜下層に潜り込ませて治療できるか」です.

　粘膜下層に潜り込むことにより，呼吸や心拍の影響を軽減しスコープが安定し，剥離ラインをしっかり同定（視認）できるため，安全な ESD が可能となります.

　皆さんは ESD 時，スコープにどのタイプのフードを装着しているでしょうか？

　ストレートタイプという方が多いかもしれませんが，先端先細りタイプの透明フード（以下，ST フード）という選択はいかがでしょう！

　ST フードというと，視界が悪いなどの印象があるかもしれませんが，現在，フードの透明度が上がっていて通常のストレートフードとそこまで変わりませんよ！（**Fig.1**）

　続いて，ST フード装着時の 3 例［食道 ESD 1 回の切開後（**Fig.2**），胃の瘢痕病変 ESD 時（**Fig.3**），大腸 ESD の挿入時（**Fig.4**）］を提示します.

　"ST フードは使いにくいな〜" という考えが少しは払拭されましたでしょうか.

　ぜひ，お試しください！

治療の Tips　No. 96

ESD 後出血の潰瘍底に付着した血餅をいかに剥がすか

Treatment Tips

北村陽子（市立奈良病院 消化器内科）

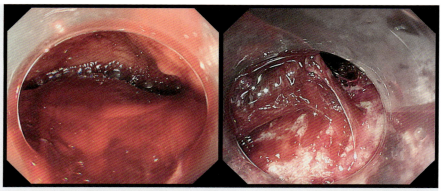

Fig.1　ESD 後出血．胃内は潰瘍底には厚い血餅が付着し出血点が分からない．

Fig.2　フードで血餅の下に潜りこみ剥がすこともできる．

　ESD の際に適切な層で剥離を行い，ESD 後にしっかり予防止血を行っても，ESD 後出血はゼロにはなりません．

　ESD 後出血の緊急内視鏡検査では，胃内は血だらけで，潰瘍底には厚い血餅が付いていて，どこから出血しているのか分からないなんてことありますよね（Fig.1）．"血餅をつかんで止血鉗子で焼いちゃえ！"はダメです．出血点を同定し，ピンポイントで止血することが止血術の key です．

　こんなとき，血餅をどんな方法で取り除いていますか？

　鰐口鉗子？　ESD 後出血の潰瘍底に厚く付着した血餅は軟らかく，鰐口鉗子では直ぐにちぎれてしまいうまく剥がせません．

　回収ネット？　回収ネットはネット内に少ししか血餅が入らず，うまく剥がせません．

　そこで，お勧めはスネアです！　大腸の EMR の際に使用する腰のあるワイヤーのスネアがお勧めです．スネアは通電せずに，cold snare polypectomy のように血餅を切る要領で剥がしていきます．潰瘍辺縁の血餅から処置を行い潰瘍底が一部でも見えれば，そこを起点にスネアで血餅を切り，潰瘍底が見える範囲を広げ，潰瘍底全体がきれいに見えるようにします．血餅と潰瘍底の境界が認識できれば，フードで血餅と潰瘍底の間に潜りこむことも有用です（Fig.2）．複数箇所からの出血もあり得るので，血餅は全て取り除くつもりで処置をしましょう．

　あまり遭遇したくない ESD 後出血ですが，血餅を完全に除去した上で有効な止血術を行い，一度で止血したいものです．

治療のTips　　　　　　　　　　　　　　　　　No. 97

大腸ESD初学者のための安全なカウンタートラクション
リング糸を用いて

西山典子（香川大学医学部 消化器内科）

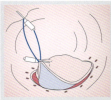

Fig.1　シェーマ.

Fig.2　内視鏡像.

MOVIE

Mov.1　大腸ESDにおけるリング糸を用いたカウンタートラクション法.

　大腸ESDの際, ひだの屈曲や筋層が対峙する局面も多く, 難渋することが多々あります. より安全で確実な剥離を行うには, 下層の良好な視野確保が重要です. これは, 術中の出血予防にもつながります.

　そこで, 当院ではリング状に作成した外科糸を用いてトラクションをかけ, 術野を展開しています[1]. コスト面でも安価で, 短時間で, 誰にでも容易に下層剥離が可能となります.

手技の概要

　全周切開後, あらかじめ8mmに作成したリング糸を進入口の粘膜flap部へクリップ固定します. 続いて脱気後, 管腔の対側粘膜へリングをクリッピングすることで, 送気時に良好なカウンタートラクションが得られます (**Fig.1, 2, Mov.1**).

用意するもの

　回転式クリップ装置, 青色E-Zクリップ (オリンパス社), 直径約8mmのリング (3-0ナイロン糸であらかじめ作成)

トラクション手技手順（Mov.1）

①クリップを少し開き, リングの結び目を爪に引っ掛け, 装置のシース内に収める.
②内視鏡鉗子口より, リング糸を収納したクリップ装置を挿入し, 配置予定の部位でクリップをゆっくり開き, リングを置く.
③リング糸を拾いあげたクリップで, 下層進入口として作成した粘膜フラップ部にリング糸を固定する（不十分な下層剥離による小さな粘膜フラップで, クリップが筋層を把持したり, 十分な視野展開が得られないことに注意）.
④追加のクリップでリングを拾い, 脱気しながら対側粘膜へリング糸をクリップ固定する（良好なカウンタートラクションが得られる）.
⑤剥離完遂後は, ループカッターでリング糸が容易に切離され切除片を回収できる. ぜひ一度お試しください.

文献
1) Mori H, et al. Novel and effective countertraction using a ring-shaped thread for safer gastric and colorectal endoscopic submucosal dissection. Gastrointest Endosc 84 (4) : 735-736, 2016

治療の Tips　No. 98

大腸 ESD 標本の新たな回収法「TED 法」

根本大樹（福島県立医科大学 会津医療センター 小腸・大腸・肛門科）

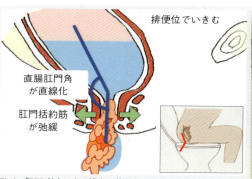

Fig.1 「TED 法」による排出の仕組み．トイレに座り，上体を前屈して排出する．

Fig.2 当院では便座にビニール袋を被せて回収している．

皆さん，大腸 ESD 標本をどのように回収していますか？

標本の裏面を吸引しながらスコープごと抜去したり，既存の回収デバイスを使用されているのではないでしょうか．

しかし，巨大な標本の場合は，これらの方法ではうまくいかず，回収に難渋することも少なくありません．

特に，肛門部の通過は大変です．なぜなら，肛門部は直腸肛門角 (anorectal angle) と肛門括約筋の抵抗があるからです．

これを無視して標本を引き出そうとすると標本がちぎれてしまうこともあります．

そこで思いついたのが，迅速かつ簡便な回収法，TED (tumor extraction by defecation) 法です！　手順は次のとおりです．

①水を直腸に約 300 mL 注入する（便意を感じやすくさせます）．

②トイレで排出させる（座って上体を前屈すると，直腸肛門角が直線化します．さらに息むことで肛門括約筋上部へ圧が加わり，肛門括約筋が弛緩します，Fig.1）．

詳細は文献 1) をご参照ください．約 25 cm の巨大標本も挫滅させることなく簡単に回収できました．当院では便座にビニール袋を被せて回収しています (Fig.2)．

文献
1) Nemoto D, et al. A novel retrieval technique for large colorectal tumors resected by endoscopic submucosal dissection：tumor extraction by defecation. Endosc Int Open 4 (1)：E93-E95, 2016

治療の Tips　　　　　　　　　　　　　　　　No. 99

病変を吸引回収できない！
そんなときに助かるひと工夫

岸田圭弘（静岡県立静岡がんセンター 内視鏡科）

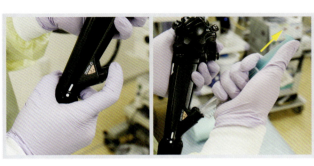

Fig.1（左）　吸引中にゴム栓の空気漏れを閉じる．
Fig.2（右）　吸引を掛けたまま，シリンジを引く．

大腸ポリープを切除した後に検体を吸引回収しますが，検体がちょっと大きくて吸引しきれず，やむなく三脚などで回収することはありませんか？

今回は，そのようなときに役立つ，吸引回収の Tips をご紹介します．

①空気漏れをなくす

吸引圧は各施設の吸引設備によって一定であり，これを操作することはできません．そこで，「空気漏れ」を少なくして，吸引圧を無駄なく使うことが大事なポイントになります．

①内視鏡から吸引器までの管路上でシューと音がしている場合は，音がしないように管路を直しましょう．

②吸引中に，鉗子口のゴム栓を右手で押さえ閉じてみましょう（**Fig.1**）．［ゴム栓はきちんと閉じているように見えて，わずかに空気が漏れていることがあります．ゴム栓を指で上から押さえることで完全に鉗子栓口を閉じ，空気漏れをなくすことができます］

③送水ボタンで少し送水して，吸着している検体を濡らすと，検体と鉗子口の間のわずかな隙間が閉じ，かつ滑りがよくなり，吸引回収の効率が上がります．

②吸引圧を加える

内視鏡では吸引圧を「加える」ことができます．検体をスコープ先端に吸着したまま，鉗子口に 25 cc シリンジをセットして用手的に引きます（**Fig.2**）．［シリンジが引き戻されそうになるのに抗って，シリンジを引いた状態をキープします．すると，このときシリンジを手で引いている陰圧分が，吸引機器の吸引圧に上乗せされます．これにより，スコープ先端に従来の吸引圧よりも強い陰圧を掛けることができます］

検体を吸引回収できる場合とできない場合とでは，その他の病変の発見・処置にも影響が出て，検査自体のクオリティに大きな違いが出てきます．ぜひお試しください．

治療の Tips　　　　　　　　　　　　　　　　　No. 100

大腸 EMR で病変の口側を残さないスネアリングのコツ

和田祥城（医療法人紀の国会 和田胃腸科医院）

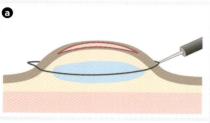
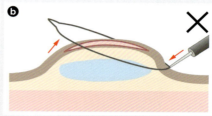
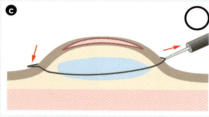

Fig.1a　スネアリング．
Fig.1b　スネアを押し付け過ぎるとスネア先端が跳ね上がり，口側の病変が残存する．
Fig.1c　スネアをほんの少し引くと，スネア先端が下がって口側の病変を残さずに切除できる．

　EMR を行う際に局注が大事なのはいうまでもないことですが，今回はスネアリングのコツについて述べたいと思います．

　局注し膨隆した病変の上からスネアをかぶせ，基部がずれないように固定し絞扼していく際（**Fig.1a**），スネアから病変が外れないように…とつい力が入り，スネアを押し付け過ぎてしまうことがあります．

　そうすると，スネアの先端が跳ね上がってしまい，最終的に口側の粘膜が残って分割切除になってしまう（**Fig.1b**），という残念な結果になりがちです．

　特に，やや大きめの病変に手を出し始めた，初級〜中級レベルの術者に多くみられます．

　先端固定法の EMR を行う際はスネア先端が見えますが，腸管の部位や病変の肉眼型によっては，口側にうまくスネアが掛かっているか確認できない状態でスネアを絞扼しなければならないことがしばしばあります．

　そのような場合，きちんと局注されていることが必要条件になりますが，病変周囲の正常粘膜にスネアを掛けた後，基部が外れないように絞扼していくと同時に，スネア自体をほんの少し引きます（**Fig.1c**）．

　すると，スネアの先端が下がり，口側の病変を残すことなくきれいに切除できます．

　EMR を行う際はぜひ試してみてください．

治療のTips　No. 101

Tip-in EMR　simply modified EMR
大型大腸腫瘍を一括摘除するためのひと工夫

髙田和典（静岡県立静岡がんセンター 内視鏡科）

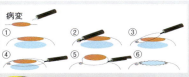

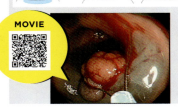

Fig.1　Tip-in EMR 手技の概要.
① グリセオールの局注を行い十分な粘膜下膨隆を形成する.
② スネアの先端を 2 mm 程度出した状態で病変口側粘膜に切開モードを用いて刺入する.
③ スネア先端を支点とし，スコープをコントロールしながら展開する.
④ 病変の辺縁を視認しながら，マージンを確保できるようにスネアを絞扼する.
⑤ 一度絞扼した後に，いったんスネアを緩め，スコープからの送気を行い再度，絞扼する.
⑥ 切除モードで切除する.
Mov.1　Tip-in EMR.

　大腸 EMR は ESD と比べ低侵襲な手技ですが，ESD より一括摘除率が低く局所再発率が高い点が問題となります．一括摘除率向上に対する工夫として precutting EMR や hybrid ESD の有用性が報告されていますが，簡便な手技とはいい難く，それなりの熟練を要します．

　そこで本稿では，簡便でかつ高い一括摘除率を達成可能な「Tip-in EMR」をご紹介します．この手技は 2001 年にスネア先端刺入法として野村美樹子先生らにより初めて報告され[1]，2016 年に当院が英文誌に「Tip-in EMR」という名称で報告したものです[2]．

　Tip-in EMR は通常の EMR で使用するスネアがあれば施行可能であり，特殊なデバイスは不要です．Fig.1 に手技の概要を示します．

　先端を刺入する位置は鉗子口のやや対側に置くことが，安定した絞扼のコツです．スネアを全開にした後に，スコープのアングル操作とスネアの出し入れで病変全体がスネアに入る位置に調整します．ひだを跨ぐような大型病変ではスネア先端が絞扼時に視認できなくなりますが，先端刺入部が固定されているため，病変口側のマージンを確保することが可能です．通常 EMR よりもより大きくスネアで把持できる手技ですので，絞扼後にいったんスネアを緩めて，固有筋層を確実に外す（リスネアリング）ことも穿孔予防のために重要です．

　当院では 20 mm 前後の大型大腸腫瘍に対して積極的にこの手技を用いています．特別なデバイスは不要ですので，ぜひお試しください．

文献
1) 野村美樹子, 他．大腸腫瘍の内視鏡的粘膜切除術におけるスネア先端刺入法の有用性．Gastroenterol Endosc 43（9）：1821-1827, 2001
2) Chien HY, et al. Tip-in EMR for R0 resection for a large flat colonic tumor. Gastroenterol Endosc 84（4）：743, 2016

治療の Tips　　　　　　　　　　　　　　　　　No. 102

私が行っている cold snare polypectomy を紹介します！

本田徹郎（長崎みなとメディカルセンター市民病院 消化器内科）

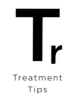

　最近は，10 mm 未満の小さなポリープに対する内視鏡的切除の方法として，cold snare polypectomy が行われるようになってきました．

　専用スネアでポリープを絞り，通電をせずにそのまま切除する方法です．

　手技が簡便かつ短時間で終えることができ，さらに後出血の危険も少ないとされるため，私の内視鏡診療においても活躍しています．

　病変の遺残がないようにするため，正常粘膜も十分に巻き込んで病変をスネアで絞る必要があります．

　その際のコツは，スネア先端を病変から距離を置いた位置で正常粘膜に固定し，必要に応じて軽い吸引を行いながらスネアを絞っていくことです．

　必ずしもスネアを全開で展開する必要はありません．

　正常粘膜を十分に含めたスネア先端を確認しながら周囲の正常粘膜を絞るイメージで，スネアを縮めた後は，そのまま絞り切ってしまうだけです．

　切除直後は多少血液がにじみ出ますが，基本的には血餅が付き自然止血します．

　初めは大丈夫かなと心配になりますが，慣れると大したことはないと感じるようになります．

　もちろん，切除面の粘膜をクリップで縫縮する必要もありません．簡単にいうと生検の感覚に近いと思います．

　これまで多くの cold snare polypectomy を行っていますが，後出血の経験はほとんどありませんし，少なくともこれまでの EMR より出血することはありません．局注やクリップを行わないため，多くのポリープを1回の検査で切除する際には特に有用ではないかと思います．

　水平断端が気になるような場合は，局注の後に行うこともあります（通常のEMRの手技で通電をせずにそのまま切除する方法になります）．

　非常に有用な治療手技ですので，皆さんもぜひトライしてみてください．

治療の Tips　　　　　　　　　　　　　　　　No. 103

Cold polypectomy を行うときに拡大内視鏡を使っていますか？

吉田俊太郎（東京大学医学部附属病院 光学医療診療部）

Treatment Tips

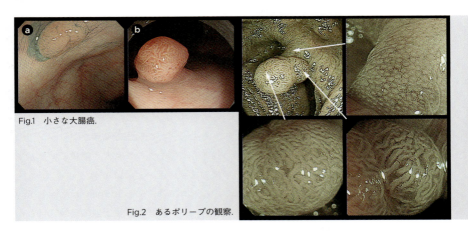

Fig.1　小さな大腸癌．

Fig.2　あるポリープの観察．

　大腸癌スクリーニングや便潜血陽性などで，大腸内視鏡検査を行うことが多くなっています．大腸ポリープの切除が大腸癌予防になるため，発見したポリープをいかに簡便に効率よく切除するかはいつも悩みの種です．

　最近，スネアやジャンボ鉗子による cold polypectomy が広まってきております．この手技自体は，1989 年に Meeroff が『Gastrointestinal Endoscopy』で報告したのが最初と記憶していますが，その後に内視鏡機器の進歩と相まって，現在わが国に一大ムーブメントが巻き起こっています．

　cold polypectomy は簡便で効率的な方法ですが，切除の対象となる病変に小さな大腸癌が含まれることがあります（**Fig.1**）．

　皆さんも，cold polypectomy にしようか EMR にしようか，悩むことも多いと思います．そんな治療選択の判断に，拡大内視鏡観察が役立つと感じています．

　拡大観察で，質的診断と範囲診断が明瞭となります．拡大内視鏡は，以前に比べて先端硬性部による操作性の悪さが改善されており，挿入性も向上しています．

　pit pattern 診断や JNET 分類を学ぶことは基本ですが，まずは小さなポリープを通常内視鏡と拡大内視鏡で観察してみると，ポリープの多様性が見えて，新たな発見につながるかもしれません．

　そうそう，いい忘れましたがポリープの形態学が一番重要であることをお忘れなく．あまりポリープ観察にはまりすぎて上司の方に怒られませんように．

Tr
Treatment Tips

お得な EST と砕石術

「くの字」にしてストレスフリーな EST を

江口考明（大阪府済生会中津病院 消化器内科）

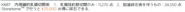

Table.1　EST での償還価格表.

	EST/Stonetome™			EST/CleverCut3V™		
	希望販売価格	償還価格	項目	希望販売価格	償還価格	項目
造影チューブ	16,000	—	—	16,000	—	—
ガイドワイヤー	23,000	—	—	23,000	—	—
EST Knife	67,200	67,200	十二指腸乳頭切開機能付き	25,000	—	—
砕石用バスケット	46,000	42,300	砕石用バスケットカテーテル 全ディスポーザブル型	46,000	42,300	砕石用バスケットカテーテル 全ディスポーザブル型
採石用バスケット	44,000	40,000	採石用バスケットカテーテル	44,000	40,000	採石用バスケットカテーテル
リトリーバルバルーン	—	—	採石用バルーン トリプルルーメン	37,500	37,500	トリプルルーメン
	196,200	149,500		191,500	119,800	
		−46,700			−71,700	

K687　内視鏡的乳頭切開術　1．乳頭括約筋切開のみ：11,270 点．2．胆道砕石術を伴うもの：24,550 点
Stonetome™ で行うと ¥25,000 お得に採石できる.

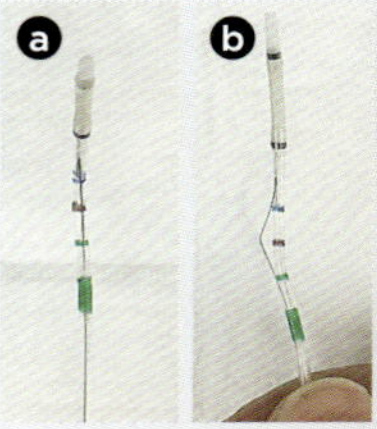

Fig.1　Stonetome™ ブレード.
Fig.1a　通常ブレード位置．Fig.1b　「く」の字ブレード位置.

Fig.2　Stonetome™ における切開.
Fig.2a　Pull 型ブレード通常時 CleverCut3V™ の push と同程度の位置にブレードがある.
Fig.2b　Pull 型ブレードを pull することで 11 時方向にブレードが向く.

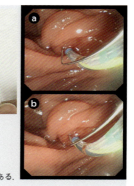

皆さんは比較的小さな結石を砕石するとき，道具は何を使っていますか？

一般的には，EST を行い，小さな石はバルーンで砕石することが多いと思います．

私たちも同様ですが，その際に EST ナイフとリトリーバルバルーンの一体型である「Stonetome™」を使用しています．

Stonetome™ は，採石に対して償還値段がついており，ナイフとバルーンを別々に使うよりもお得に治療ができるというメリットがあります（**Table.1**）．

しかし，EST ナイフとして大きなシェアを占める「CleverCut3V™」と比べると，以下のようなデメリットが思い浮かびます．

①切開ワイヤー（ブレード）が胆管方向に向きにくい．
②絶縁体カバーがブレードについてないため，口側十二指腸壁にブレードが当たって白焼けになる．
③pull 型ブレードにも関わらず，push でのブレード操作ができない．

そこで，私たちは最初からブレードを「く」の字に用手的に折り曲げることで，操作性の向上につなげています（**Fig.1**）．

Fig.1 のように，正面視の状態でブレードがカニューレより左側に「く」の字で飛び出る程度折り曲げます．そうすることで，pull 型 Stonetome™ に従来なかった push に相当する余裕を得られます．

操作方法としては，胆管軸にブレードを立てて切開します．もし軸が 11 時方向に向かないときは，ブレードを寝かせることで push と同様の使用となり，11 時方向に向かって切開が可能となります（**Fig.2**）．

ぜひお試しください．

治療の Tips　　　　　　　　　　　　　　　　　　No. 105

"EST うまく切れない…"
そんなときは乳頭の位置を再確認！

土屋貴愛（東京医科大学 臨床医学系消化器内科学分野）

Treatment Tips

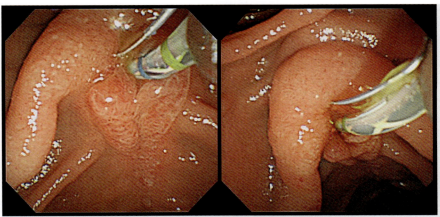

Fig.1　胆管挿管時正面視．　　　　Fig.2　EST 時正面視．

　胆膵内視鏡医にとって内視鏡的乳頭括約筋切開術（endoscopic sphincterotomy；EST）を上手に行うことは，永遠のテーマです．"なんかうまく切れないなぁ．もうこれ以上，鉗子起上台が上がらない！"こんなときは，乳頭の位置を再確認してみてください．

　胆管挿管するときと同じ位置に乳頭がありませんか？　胆管挿管時と EST 時の乳頭正面視は異なります．

　胆管挿管時にカテーテル先端を乳頭に挿入する際，スコープの up アングルをかけることによって，カテーテルが自然に胆管方向へ深部挿管される位置を乳頭正面視といいます．

　たいていの場合，乳頭は内視鏡画面のやや右上方にあるはずです（**Fig.1**）．

　それに対し EST 時は，乳頭を内視鏡画面中心または中心よりやや下方に位置させる（ややスコープを引くイメージ）と（**Fig.2**），刃に適度なテンションが掛かり，ペダルを踏むと自然に胆管方向へ切れていきます．このように余計な up アングルや鉗子起上台を上げなくとも切れていく形が理想的です．

　また，十分に送気し腸管を張らせることも重要です．さらにこの位置であれば，スコープの up でも鉗子起上台を上げても切れていきますので，選択肢も広がります．

　ぜひ，試してみてください！

治療の Tips　　　　　　　　　　　　　　　　　　　　　　　　　　　　　　　　　　No. 106

非乳頭部十二指腸腫瘍の内視鏡治療は大腸用スコープを使ってみませんか？

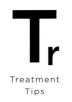
Treatment Tips

山崎泰史（岡山大学病院 消化器内科）

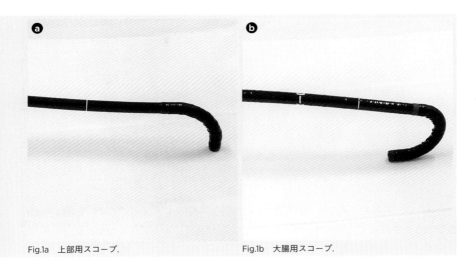

Fig.1a　上部用スコープ.　　　　　　　Fig.1b　大腸用スコープ.

　非乳頭部十二指腸腫瘍の内視鏡治療は，偶発症の割合が高いことが問題となっていました．
　しかし，比較的小さな十二指腸腫瘍に対しては，CSP（cold snare polypectomy）やUEMR（underwater EMR）といった方法が安全に行えると最近報告されており，今後，十二指腸腫瘍の治療をされる機会が増えるかもしれません．
　皆さん，十二指腸腫瘍の内視鏡治療は，どのようなスコープを使用していますか？
　「十二指腸＝上部用スコープ」かもしれませんが，一般的に上部用スコープはdownアングルが90度までしか曲がらないため（Fig.1a），病変を画面の6時方向に持って来ても，downアングルが不十分で，スネアを掛けられないことがあります．
　一方，大腸用スコープはdownアングルが180度まで曲がるため（Fig.1b），簡単に病変にスネアを掛けることができます．
　一度，大腸用スコープで十二指腸腫瘍のCSPやUEMRをトライしてみてください．
　きっと，今までの上部用スコープとは違い，痒いところにも手が届くようになり，内視鏡治療がグッとしやすくなると思います．

治療の Tips　　　　　　　　　　　　　　　　　　　　No. 107

ガイドワイヤーは指の腹で回せ！
助手のスペシャリストを目指そう

松本和幸（岡山大学病院 消化器内科）

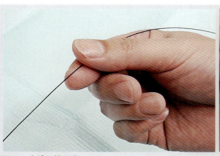

Fig.1　右手の持ち方

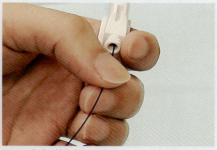

Fig.2　左手の持ち方

　ERCP は，術者もさることながら助手が重要となる検査です．

　助手の主な役割には，ガイドワイヤー（以下，GW）操作があり，狭窄部の突破，目的胆管枝の seeking などがあると思います．

　GW をうまく扱うことが，検査成功のカギとなります．そこで，私が実践している GW の持ち方のコツを紹介したいと思います．

　Fig.1 のように右手の人差し指と親指で GW を保持し，指の「腹」で転がすようにしてトルクを掛けます．

　紙縒（こより）を作るイメージで，ゆっくり，小さく回転を掛けていきます．このとき，大きく動かすと，遅れて 3 回転くらい回ってしまい，うまく先端をコントロールできないので注意が必要です．

　また，左手は **Fig.2** のように 2 本の指で GW を支えます．GW の自由を奪わない程度にソフトに支えることで，安定した GW さばきができるようになると思います（注：手袋をはめてね！）．

　GW の操作時には，GW をすべて収納されている鞘から出して，末端部を処置台や処置袋内に入れてフリーな状態にします．そうすることで，トルクが伝わりやすくなります．また，術者がスコープの起立台で GW を固定している場合には，当然動きが制限されますので，術者が夢中になって気付かない場合は，声掛けをしてください．

　「石の上にも 3 年」という言葉がありますが，ERCP の助手は「ボスの横にも 3 年」だと思います．まずはしっかりと助手を務めあげてください．

　そうすることで，検査全体が把握できるようになり，自分が術者になったときに助手のきちんとした経験が必ず役に立ちます．

治療の Tips　　　　　　　　　　　　　　　　　　　No. 108

バルーンカテーテルは 180（one-eighty） method で簡単に調節できる！

藤江慎也（静岡県立静岡がんセンター 内視鏡科）

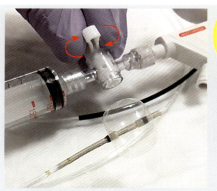

Fig,1　活栓回転前．Multi-3V Plus Extraction Balloons（オリンパス社）と付属の 20 cc シリンジを用いている．

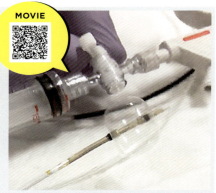

Mov.1　活栓 180 度回転後，シリンジ内にわずかにエアーが戻っている．

主に胆管結石の排出に用いることの多いバルーンカテーテルですが，そのバルーンのサイズ調整には，付属の活栓付きのシリンジを用いることが多いと思います．

シリンジからエアーを送り込んで活栓を閉じることで，バルーンが拡張した状態を維持することは容易にできるのですが，逆にバルーンを少し萎ませ，場面場面で最適なバルーン径に調整するのは意外と難しいと思われます．

活栓を開いた状態でシリンジ内にエアーを少しずつ戻していくことで，バルーンを萎ませようとしたら完全にデフレートさせてしまい，もう 1 回やり直しになってしまったことは誰しも経験されていることでしょう．

バルーン調整がうまくいかないあなたに，今回，名付けて「180（one-eighty）method」を紹介します．やり方は簡単です（Fig.1）．

① 普通にバルーンを膨らませて，活栓を真横にして完全に閉じておく．

② 速やかに活栓を 180 度回転させる．

動画（Mov.1）を見ていただくと分かるように 180 度回転することで約 0.5 mL 分デフレートできます．

この動作を繰り返すことで少しずつバルーンが萎まっていき最適なサイズを得ることができます．

注意点は，勢い余って 270 度回転させてしまうと途端にバルーンは完全にデフレートされてしまうため，しっかり 180 度で止めることです．バルーンの調整に悩まれている方は，ぜひ一度この方法を試してみてはいかがでしょうか！

治療の Tips　　　　　　　　　　　　　　　　　　　No. 109

初めての超音波内視鏡下嚢胞ドレナージ (EUS-CD) はトラブル続き

佐藤晋一郎（千葉西総合病院 消化器内科）

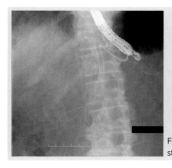

Fig.1　EUS（透視下）．嚢胞内に double-pigtail stent 挿入を試みるも GW ごとたわんでしまった．

EUS-CD を初めて施行する先生方の参考になれば幸いです．

EUS-CD は次の手順で行っていると思います．

①仮性膵嚢胞/WON（Walled-off necrosis）を EUS にて穿刺，内部を造影．②GW（ガイドワイヤー）を留置し，造設した瘻孔を拡張．③Double lumen catheter にて GW を 2 本留置．④Double-pigtail stent を嚢胞/WON-消化管に留置．

これらの手順の中で私が経験したトラブル・対応策は次のとおりです．

①WON は内部が high/low/無 echo が混在するため，仮性膵嚢胞と比較して視認しづらい場合があります．焦らず的を探すとよいかと思います．

②仮性膵嚢胞は壁が硬いため通電ダイレーターで貫通できず難渋する場合があります．現在は ES Dilator（Zeon medical 社）と胆道拡張用バルーンでスムーズな貫通・拡張が得られています．

③嚢胞/WON の内腔が狭く GW を留置できるスペースが少なくて難渋する場合があり，柔軟な GW が望ましいかと思います．

④Pusher 式 Double-pigtail stent では嚢胞内挿入の際に力が伝えづらく，GW ごとたわんで抜けてしまうことがあります（Fig.1）．現在は手元でリリースする Advanix™J（Boston Scientific 社）を使用してスムーズな stent 留置ができるようになりました．スコープが穿刺部からなるべく離れないようにすることも重要です．

動画を見てイメージトレーニングを行っていてもいざ実践してみると想定外のトラブルに遭遇することがあります．EUS-CD を初めて行う先生方はトラブルに十分に注意しつつ焦らず施行していただくとよいかと思います．なお，現在はダンベル型ステントの使用が開始されつつありますのでご参考いただければ幸いです．

治療の Tips　　　　　　　　　　　　　　　No. 110

スタートでつまずかない！
プラスチックステント抜去の 2 ポイント

佐藤高光（横浜市立大学附属病院 肝胆膵消化器病学）

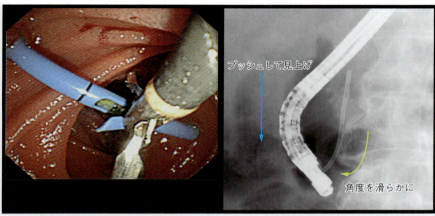

Fig.1　把持鉗子は硬いため，鉗子起上台を下ろしながら出す必要がある．

Fig.2　ステントを把持した後は，一度スコープをプッシュし見上げの角度を作り直す．

　ERCP のトレイニーにとって，胆管プラスチックステント交換はトレーニング症例として最適です．

　しかし，ステント抜去で手間取り周囲から冷たい視線を感じることはないでしょうか．

　ステント抜去には，①ステントの把持，②スコープ内への引き込みという二つのステップがあります．

　何気なく行っている先生方も多いかと思いますが，私は以下のポイントを意識しています．

　把持鉗子は硬いため鉗子起上台を下ろしながら出す必要があります．後方斜視鏡で鉗子は画面右上から下方向に出るため，ステントに対して左上から見下ろしの視野がお勧めです（**Fig.1**）．

　ステントを把持した後は，そのまま引き抜いても鉗子口に引っかかってしまいます．そんなときは，一度スコープをプッシュし，見上げの角度を作り直しましょう．そうすると，胆管の軸と鉗子口の角度が滑らかになり抜去しやすくなります（**Fig.2**）．

　類似の処置にも応用できますので，ぜひ意識してみてください！

治療の Tips　　　　　　　　　　　　　　　　　　　　　No. 111

胆管マルチステンティングのコツ

松本和幸（岡山大学病院 消化器内科）

Treatment Tips

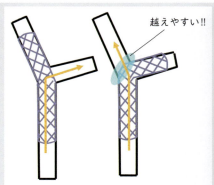

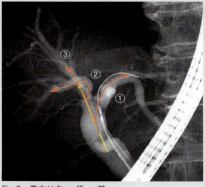

Fig.1　総胆管に対して鋭角に分岐する枝を優先．鋭角に分岐する枝のほうがメッシュが広がっている．

Fig.2　基本は左→後→前

　胆管ステント留置による胆道ドレナージ術は，胆膵内視鏡医にとって最も基本的な手技であるとともに，複数本留置が必要な場合は，難度の高い手技の一つだと思います．われわれの施設では，先代からマルチステンティングを積極的に施行しておりますので，コツの一部をご紹介します．

　マルチステンティングを成功させるためには，理論が必要です（もちろん体力，めげない精神力も必要）．ERC 所見から，どの枝に，どの順番で入れ，先端の位置をどうするか，が重要なポイントです．

　今回は「順番」について説明します．留置の順番は，ステントの間隙が開くように，総胆管に対して鋭角に分岐する枝から入れていくことがコツです（Fig.1）．したがって，基本的には左→後→前の順番になります（Fig.2）．

　プラスチックステントの場合は難しい枝から入れていくことが鉄則になります．左枝への留置はスコープの位置との関係で力の伝わり方がS字になるので，伝わりにくく，入れにくいです．

　一方，前枝は力の伝わり方が直線的になるので，伝わりやすく，入れやすいです．したがって，こちらも基本的には左→後→前となります．

　さらに，助手のガイドワイヤー（GW）操作も非常に重要ですし，使用するGWの特性も考える必要もあります．

　マルチステンティングにはさまざまな要素が詰まっています．理論を整理しながら留置していけば，成功率も上がるはずです．ぜひ，実践してみてください．

治療の Tips　No. 112

憩室出血は憩室内部の観察が重要

東 玲治（広島市立広島市民病院 内科）

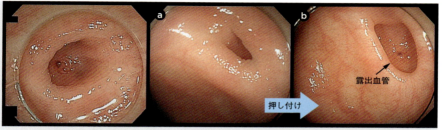

Fig.1　やや長め（全周が確認できる程度）に装着した先端透明フード．
Fig.2　先端フードを押し付けて，憩室を押し広げている．

　大腸憩室出血は近年増加傾向にある疾患で，大腸憩室患者の約5～10%[1]に突然の無痛性血便で発症します．

　自然止血することが多いため，責任憩室の同定率は20～30%程度[2]です．憩室出血は原則的に動脈出血であるため，憩室内に露出血管を認めます．そのため，自然止血した場合でもそれらを探し当てることが重要です．

　憩室出血の責任憩室の同定が困難な理由として，①前処置未施行に伴う視野不良，②憩室の多発，③憩室内の観察が困難なこと，の3点が挙げられます．

　そこで，まず造影CTで出血部位を絞り込み，経口腸管洗浄液で良好な視野を確保し，先端透明フードを用いて憩室内部の観察を行います．良好な視野であれば，憩室内部の観察も可能です．やや長め（全周が確認できる程度）に装着した先端透明フード（Fig.1）で憩室を押し広げることで，露出血管が同定しやすくなります（Fig.2）．

　また，送水機能付きのスコープを使用して付着した凝血塊を丁寧に除去することで，憩室内の露出血管の確認が可能となります．

　具体的な方法は日本消化器内視鏡学会の「内視鏡ビデオライブラリー」で閲覧可能ですので，参考にしていただければ幸いです．

文献
1) Young-Fadok TM, et al. Colonic diverticular disease : natural history, clinical features and diagnosis. In : Rose BD, ed. UpToDate in medicine [CD-ROM]．Wellesley, MA : UpToDate, 1997
2) 櫻井幸弘．大腸憩室症の病態．Gastroenterol Endosc 47 (6) : 1204-1210, 2005

治療のTips　　　　　　　　　　　　　　　　　　　　　No. 113

憩室出血を現行犯で押さえたら，留置スネアで結紮しましょう！

林芳和（自治医科大学 内科学講座 消化器内科学部門）

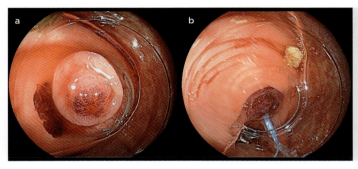

Fig.1a 吸引翻転した憩室．憩室底部に露出血管を伴ったびらんを認め出血源の憩室と判断しました．本症例ではストレート爪付型の先端キャップを用いています．
Fig.1b 翻転させたまま留置スネアで結紮した直後の憩室．

　大腸憩室出血の治療に難渋したことのある先生は少なくないと思います．クリップなどの従来法は止血が不確実でした．

　近年では食道静脈瘤治療用のゴムバンドを用いたEBL（endoscopic band ligation）の有用性が報告されつつあります[1]．ただし，出血源同定後にEBLデバイスを付けた内視鏡を再挿入せねばならず，ゴムバンドを打ち損じると再装填のために内視鏡抜去が必要という難点もありました．

　しかし，留置スネアによる結紮止血法[2,3]を用いれば，これらの問題を解決できます．憩室を吸引翻転してから，キャップEMRの要領で結紮すればよいのです．このとき，内視鏡先端径に合わせた透明キャップ（オリンパス社）の使用により，キャップ内での留置スネア保持が容易になります．留置スネアは，食道静脈瘤結紮用の開き幅13 mmの留置スネア（MAJ-339，オリンパス社）が最も良く，大腸内視鏡で用いる長い結紮装置（HX-20U-1，オリンパス社）にも使用可能です．吸引性能の維持には，径3.2 mm以上の鉗子口を有した内視鏡が望ましいです．

　また，憩室出血の場合，大腸内が血液により視野不良となることがあるので，可能であればニフレック®（EAファーマ社）をウォータージェットタンクに入れておくと，水で洗うよりもきれいに大腸壁についた血液の汚れを除去できると思います．

　偶発症については，EBL後の例ですが，術後の憩室炎や遅発性穿孔の報告があるので，結紮後も注意して経過観察した方がよいでしょう．

文献

1) Ishii N, et al. Endoscopic band ligation for the treatment of bleeding colonic and ileal diverticula. Endoscopy 42 (2)：E82-E83, 2010
2) 奈良坂俊明, 他. 大腸憩室出血に対する留置スネアによる結紮止血法. Prog Dig Endosc 86 (1)：87-89, 2015
3) Akutsu D, et al. Endoscopic detachable snare ligation：a new treatment method for colonic diverticular hemorrhage. Endoscopy 47 (11)：1039-1042, 2015

治療のTips　No. 114

"うまい！"といわれる
クリップ止血術

滝本見吾（京都医療センター 消化器内科）

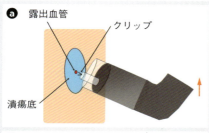
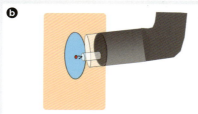
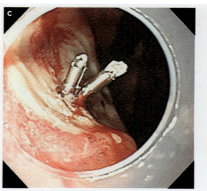

Fig.1 クリップ止血のコツ.
Fig.1a 見上げのビューで近接する.
Fig.1b ゆっくりとスコープを引きながらアングル角度を緩めていく.
Fig.1c 少しシースを押し出し，クリップをリリースする.

　ESD全盛期の現在，どの病院でも主たる止血法は凝固止血ではないでしょうか．

　しかし，一つの止血法はだけでは止血できない場合もあり，さまざまな止血術を習得することは必須です．

　片や，クリップ止血術において，胃体部病変で硬い潰瘍底の露出血管にクリップを垂直に立てることは，思っているよりも難しいものです．外れてしまったり，垂直に立たなかったり，逆に出血を惹起したり，など…．

　本日は，先輩に"うまい！"といわれるクリップ止血のコツについて述べさせていただきます．

① まず素早く露出血管や出血点を確認する．

② 見上げのビューで近接する (**Fig.1a**)．

③ クリップを開いたまま，露出血管に当たらないように，血管を挟むように潰瘍底にクリップ先端を当てる．

④ ゆっくりとスコープを引きながらスコープのアングル角度を緩めていくと，てこの原理が応用され，徐々に潰瘍底に対して垂直になる (**Fig.1b**)．

⑤ 少しシースを押し出し，クリップをリリースする (**Fig.1c**)．

　この方法を使えば胃体部の生検に対して大きな組織が採れますし，胃癌のfull zoom拡大検査を行う際に応用することができます．ぜひ，参考にしていただければ幸いです．

治療の Tips　　　　　　　　　　　　　　　　No. 115

大腸憩室出血の出血点に対するクリッピングのコツ

岸埜高明（市立奈良病院 消化器肝臓センター/消化器内科）

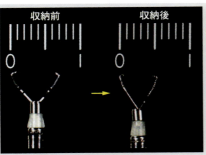

Fig.1　鉗子口に一度収納して狭くなったクリップ幅.

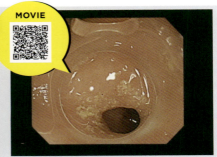

Mov.1　大腸憩室出血に対するクリッピング（直達法）.

　大腸憩室出血は出血点の同定だけでなく，止血術後の再出血も未だ大きな課題です．

　近年，バンド結紮法（endoscopic band ligation）や留置スネア法（endoscopic detachable snare ligation）といった結紮法が開発され，その有用性から普及しつつありますが，処置後の憩室炎や遅発性穿孔が，まれながら報告されています．

　そのため，私は偶発症予防の観点から「憩室内の出血点に対するクリッピング（直達法）」を止血処置の第一選択としております．

　直達法を行う場合，①憩室内の視認性，②憩室内へのクリップの挿入，③視野の安定などが問題となります．

　私の場合，①に対しては水浸下観察[1]で対応しています．水浸下で観察することでハレーションがなくなり，憩室内の視認性がよくなります．また憩室内に送水することで憩室が広がり，クリップを憩室内に挿入しやすくなります．

　②に対しては，広げたクリップを鉗子口内に，一度収納して対応します．そうすることで，再び，鉗子口から出したとき，クリップ幅が狭くなり（**Fig.1**），狭い憩室でも直達法が可能となります．

　③に対しては長め（7 mm程度）に装着した先端フードで対応します．フードを長めにすることにより，フード内でクリップの方向を変えることができ，精密なクリッピングが可能となります（**Mov.1**）．

　直達法ができる症例は限られますが，可能であればぜひ一度お試しください．

文献
1) Kishino T, et al. Usefulness of water immersion observations to identify the stigmata of hemorrhage in colonic diverticular bleeding. Dig Endosc 30 (1)：121-122, 2018

治療の Tips　　　　　　　　　　　　　　No. 116

クリップ締め直し三段階法で成功率 UP を

隅田頼信（国立病院機構九州医療センター 消化器内科）

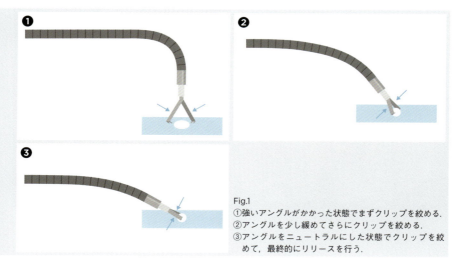

Fig.1
①強いアングルがかかった状態でまずクリップを絞める．
②アングルを少し緩めてさらにクリップを絞める．
③アングルをニュートラルにした状態でクリップを絞めて，最終的にリリースを行う．

　内視鏡的処置のさまざまな局面において，クリッピングは必要不可欠となっています．

　ZEOCLIP®（ゼオンメディカル社）は新しいクリップシステムであり，組織把持量が優れていることが特徴です．しかし，実際に使用してみると，ときに組織把持の際に力が働きにくく手技が困難となることが指摘されていました．

　これは，強いアングルやスコープのねじれなどに対して，二重構造の外筒シースの屈曲で先端のクリップ装置に力が伝わらないことが原因でした．

　そこで，初回クリップをかみ込む操作（クリップ本体のリング部分を送り込む操作）を行い（Fig.1①），その後，アングルをゆっくり一段階解除（アングルを少し解除）し（Fig.1②），二段階解除（ほぼニュートラルに）して（Fig.1③）同様の操作を繰り返すことで，確実にクリップに力が伝わることが可能となります．

　組織を大量に把持することが可能なクリップですので，力負けを防ぐ意味でもとても有用です．ぜひお試しください．

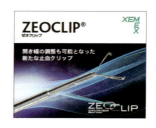

治療のTips　　　　　　　　　　　　　　　　　No. 117

大きな創面のクリップ縫縮は，面作りが鍵

小原英幹（香川大学医学部附属病院 消化器内科）

Tr
Treatment Tips

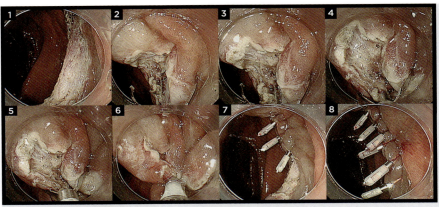

Fig.1　創面のクリップ縫縮のコツ．

　内視鏡切除後，創面のクリップ縫縮は，後出血や遅発穿孔予防に有効とされ，頻用手技の一つとなっています．しかしながら，大きな創面の縫縮には困っている若い先生も多いようです．そこで，そのコツを紹介します（**Fig.1** ①～⑧）．

① 創面を，画面の3時または9時方向へ軸合わせする．
② 水平（3～9時向き）に開いたクリップ先端片側のツメ部を，近位側の辺縁健常粘膜に引っ掛ける．
③ スコープにゆっくりジグリング（ゆすり）を加えながら，遠位側の健常粘膜辺縁へ，もう一方のクリップのツメが掛かるようスコープを押していく．
④ 創面が縮小するとともに接線方向であった創面が垂直方向へシフトし，いわゆる面作りができる．手技前および面作りの工程での脱気による創面短縮も重要なポイントである．
⑤ 縮小した創面を押し付け過ぎずにゆっくりクリップを把持する．
⑥ 創面一端の部分を縫縮する．
⑦ 辺縁より順次，同じ操作を繰り返す．
⑧ 創面全体を完全に縫縮する．もし，創面一端の縫縮でもなお，大きな創面が残る場合は，もう一端の辺縁に縫縮を加えると，中心の創面径が縮小し縫縮しやすくなることもある．

　この方法は，空気量のハンドリングや，空間能が凝縮した手技です．エキスパートを目指す上で，ぜひ習得したい手技です．

治療のTips　No. 118

"ナイス！"な介助のために
止血クリップの向き

大野亜希子（杏林大学医学部 消化器内科）

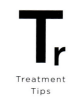

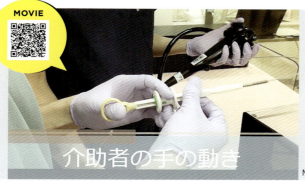

Mov.1　クリップの動かし方．

　日々の診療，皆さんお疲れさまです．

　内視鏡診療に携わられている方々は，時として緊急内視鏡の術者や介助者になることも多いと思います．術者と介助者が気持ちを合わせて治療がスムーズに進むと，われわれも達成感が大きいですし，何より患者さんへの負担も減らすことができます．

　そんななかで介助者となったときに，クリップのツメの向きで頭を悩ませたことはありませんか？

　術者："クリップで止血しましょう．"

　介助者："はい！"

　術者：鉗子を出して"クリップを開いてください．"

　介助者："はい！"

　術者・介助者："（この向きかぁ…）"

　1分1秒が大切な緊急内視鏡時，出てきたクリップの向きがあまりにもイケていない方向で出てしまったとき，諦めていませんか？

　ここで無理に回そうとするとクルリクルリと意図しない動きをしてしまい，術者にとって余計にストレスとなりかねません．実は簡単に思った方向にクリップのツメの向きを変えることが可能なのです（**Mov.1**）．

　介助者は，クリップを握る手でクリップをわずかに出したり引いたり動かしながら，同時に反対のクリップを支える手で，その柄の部分をゆっくり回しています．

　この回す動きはクリップを出しているときに伝わり，希望の部位で引けば固定されます．一度に大きな動きとならないようにクリップの出し入れは少し細かく，またゆっくりと回転させていくと調節が楽です．

　もしも回す方の手がふさがっている場合には，クリップの持ち手を回転させていくだけでも，クリップは回転していきます．明日からの臨床現場でぜひお試しください．

治療の Tips　　　　　　　　　　　　　　　No. 119

新しい経鼻イレウスチューブ挿入法「先端バルーン法」

山口太輔（嬉野医療センター 消化器内科）

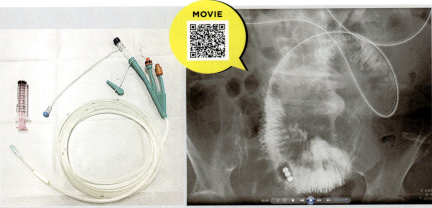

Fig.1　用意するもの：先端バルーン付きのイレウスチューブと10 mL シリンジ．

Mov.1　先端バルーン法によるイレウスチューブ挿入の実際．

　皆さん，癒着性イレウスの患者さんに対しては，経鼻内視鏡を用いてイレウスチューブを挿入されていることと思います．

　内視鏡を使って十二指腸までは挿入したものの，その後，透視下にチューブを押したり引いたり，結構大変な思いをされている方も多いのではないでしょうか．

　そんなときはぜひ「**先端バルーン法（anterior balloon method）**」を使ってみましょう！

　準備するものは，先端バルーン付きのイレウスチューブ（CLINY double-balloon type；Create Medic Co. Ltd, Tokyo, Japan）と 10 mL シリンジだけです（**Fig.1**）！

　経鼻内視鏡を用いて透視下に十二指腸水平脚までイレウスチューブを挿入した後，先端バルーンに 10 mL の空気を素早く出し入れするだけで，あれよあれよとイレウスチューブが進んでいきます（**Mov.1**）．腸管の屈曲の強い部分や小腸深部で特に効力を発揮します．挿入時間も短縮でき，腹痛・吐き気といった臨床症状も短期間で改善します．

　詳細は参考文献をご参照ください．

　明日にも実践可能な先端バルーン法，ぜひお試しください！

文献
1) Yamaguchi D, et al. Effective insertion method of transnasal ileus tube for adhesive small bowel obstruction. Dig Endosc 30（1）：120-121, 2018

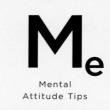

心構えの Tips

心構えの Tips　　　　　　　　　　　　　　　　　　No. 120

カメラはともだち

田沼徳真（手稲渓仁会病院消化器病センター）

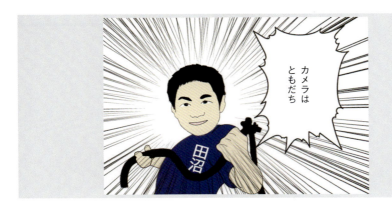

　内視鏡のエキスパートになるために必要なこととは何でしょう．

　まずはカメラを自在に操れるようになることです．それには，しっかりした「気持ち」を持って日々の検査に臨み，上下左右のアングル操作，トルクの掛け方などを修練していく必要があります．

　同様に「見ること」も重要です．エキスパートの手技を見て（ライブやDVDでも可）よいイメージを焼き付け，それを自分で再現できるよう訓練することが上達への近道になると思います．

　そして，もう一つ大事なことがあります．それは「カメラの声を聞くこと」です．その声は右手の指先で感じます．私の場合，カメラを保持する第1〜3指の他，第5指でカメラを軽く揺すったり弾いたりしてわずかなねじれや抵抗を確かめるようにしています．

　手技が滞るときは無駄な力が入っていることが多いものです．カメラが嫌がっている（抵抗が強い）のに，力任せにひねったりすることは患者さんに苦痛を与えるだけでなく，穿孔などの重篤な偶発症を引き起こす恐れがあります．そんなときは一度カメラを手離してみることをお勧めします．ひと呼吸置いた上で優しく握り直し，カメラに行きたい方向（抵抗の少ない方向）を聞いてみるとよいでしょう．

　昔のアニメで「ボールはともだち」という名セリフがありました．まさに「カメラはともだち」です．カメラとともに歩む「こころ」を忘れず，丁寧な操作を心がけていくことでエキスパートへの道が開けてくると信じています．

治療手技は，いかにイメージできるかが大切

野中哲（国立がん研究センター中央病院 内視鏡科）

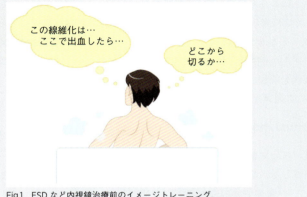

Fig.1 ESDなど内視鏡治療前のイメージトレーニング．

　皆さんはESDを含めた内視鏡治療をする前にイメージトレーニングをしていますか？

　もちろん，治療前の検査やカンファレンスなどで治療方針を決める際に，治療が可能かどうかを考えると思います．

　ある程度はイメージしているとは思いますが，手術や治療はそのイメージをいかにできるかがとても重要だと思います．

　ただし，うまく完遂できるイメージも大切ですが，難渋したときにどうするかというイメージを想定することがより大切だと考えています．

　どのような戦略を用いるのか？　どちら側から切開を開始するか？　どの程度剥離を進めるか？　この部位で出血したら？　どう止血するか？　ここの線維化は？　どのデバイスでどんなふうに剥離するか？　ここは距離や角度が合わないからどうするか？　ここで穿孔したらどうやって閉鎖するか？　など，挙げればきりがありませんが，より困難な状況を事前にイメージすることが実際のESD時のトラブルシューティングにつながります（ESDに限らず，全ての治療手技において）．

　ちなみに私は，治療前日の夜，風呂に入って湯船につかっているときに翌日の治療のことをイメージするようにしています．

　初めはうまくいくイメージを，次に難渋するイメージを，最後にそれを打開していくイメージを．

　前日が当直などに当たっているときは難しいですが（笑）．

私の心に残った三つの言葉

吉永繁高（国立がん研究センター中央病院 内視鏡科）

内視鏡を始めてもう少しで20年経ちますが，まだまだ学ぶことが多い日々を送っています．そんな日々の中で，お世話になった先生方から手技を教わるだけでなく色んな言葉を頂戴しました．そのうち心に残った三つの言葉を紹介したいと思います．

① 「Practice makes perfect」

愛知県がんセンター中央病院で超音波内視鏡の研修をしているときに山雄健次先生からいただいた言葉です．日本語でいえば「習うより慣れろ」という意味です．

たった3か月でしたが山雄先生にたくさんの症例を経験させていただき，まさに「慣れ」させていただきました．もちろん，たくさんのことも習いました．

今でも「慣れる」ための修行の日々を続けており，超音波内視鏡専用機の先端にバルーンを装着しエアーを抜く技術はベテランの域に達しているという自負があります．

② 「Slow and steady」

佐久総合病院で内視鏡の研修をしているときに小山恒男先生からいただいた言葉です．直訳すると「ゆっくり着実に」という意味ですが，意訳すると「急がば回れ」という意味です．

佐久総合病院胃腸科をあのレベルまで持っていった小山先生らしい言葉だなぁ，

と今でも特に治療のときにはこの言葉を忘れずに内視鏡を握っています．

ちなみに私の治療は時間がかかっているとは思いますが，合併症は少ないと自負しています．

③ 「終わらないESDはない」

この言葉は2018年4月からMemorial Sloan Kettering Cancer Centerに内視鏡医として赴任した西村誠先生がおっしゃっていた言葉です．

彼は大分の町立病院赴任中の5～6年目に1人でESD（第1例目が盲腸病変！）を始めた強者ですが，難しい病変で時間がかかっているときでも"終わらないESDはないですよ"と飄々と，粛々と手技を行っていたそうです．

私も"これ終わるのかなぁ"と思うような症例もこの言葉を胸に日々がんばっています．

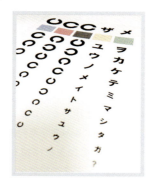

内視鏡の「軸」

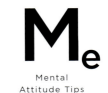

横井千寿（国立国際医療研究センター 消化器内科）

当院は研修指導施設でもあり，毎日，若手医師の内視鏡を見る機会があります．

彼らは皆，私が習いはじめた頃よりずっと上手です．習いたての頃はグンと上達しますので，1年前には内視鏡を触ったことさえなかった先生も，気づけば皆，上手に一定のスクリーニングができるようになっています．ただ，その後に彼らがどこまで本気で内視鏡と向き合っているか，さらに上手くなるか（センスがあるか），それは内視鏡の「軸」を見れば分かります．

食道や胃の撮像にはルールがあります．食道では，左側（左側臥位で水が貯まる位置）を7〜8時に置くというもの．胃では，小彎をきっちり12時に置く，あるいは胃の軸［大彎中心線が真っ直ぐ1時（2時）〜7時（8時）］に置く，などです．もちろん，胃では，このルールから外れて撮像することや，特殊な場合もありますが，どんな場合も必ず基本に倣って撮像します．そこには，ルーチン化した「軸」が存在するのです．

トレイニーの技術がその後も上達し続けるか，そのまま停滞するかは，その「軸」を習得できたかどうかによると確信しています．「軸」が習得できていない内視鏡は，スコープが臓器（特に胃）に踊らされている感じ［動きの主体が術者（スコープ）ではない，とても制御できていない感じ］で，症例ごとに写真がバラバラです．実はこの「軸」，止血術でもESDでも，拡大でも大腸内視鏡でも非常に重要です．

まだトレーニング中だったとき，エキスパートの内視鏡を入念に観察して，基本は同じでも先生によって軸に個性があることに気づきました．全員が一緒ではない，ただ，イチローのように，とにかくそれぞれ軸がぶれない．ぜひ常日頃から「軸」を意識した内視鏡を実践してもらいたいと思います．

最後に，この「軸」の重要性は内視鏡だけに限らないのです．野球選手も，バレリーナも，ピアニストも，料理人も，引っ越し業者のお兄さんも，プロフェッショナルはそれぞれの職業の「軸」を大切にしています．

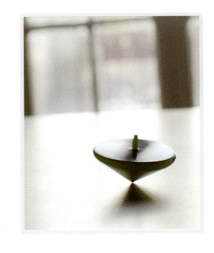

心構えの Tips　No. 124

術者観察のコツ
技は見て盗め？!

細谷和也（静岡県立静岡がんセンター 内視鏡科）

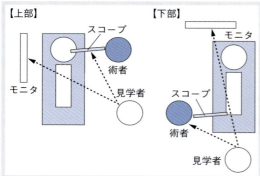

Fig.1　見学の際の理想的な立ち位置.

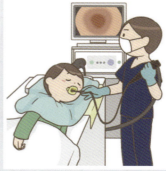

Fig.2　上級医のこだわりの tips を見つけよう！

　当院で内視鏡研修を行うレジデントは，エキスパートの検査や治療を見学する機会に多く恵まれます．毎日がライブデモンストレーションやハンズオントレーニングのようであり，そこから多くを学ぶことができます．

　そこで今回は，術者を含めた検査法観察のコツをご紹介します．

　熟練者が施行する内視鏡検査の画面は常に安定しているものです．観察の手順や対象との距離感，写真の構図を気にしてみましょう．

　また安定したきれいな画面についつい見惚れてしまうものですが，術者の姿勢や手元，立つ位置にも注目してみましょう．

　検査を見学する際は内視鏡画面と同時に術者の手元が見える位置に立つのがお勧めです（**Fig.1**）．

　術者の立つ位置，ベッドの高さ，スコープの持ち方，デバイスの出し入れ，足元の配置など…いたるところにこだわりの tips が隠れているものです．

　自分が行っていた内視鏡検査の不安定な画面が，上級医に交代した途端にピタッと止まって安定する，そんな経験はないでしょうか？　画面がぶれない術者は，さまざまな工夫を行っています．

　術者とその周りをくまなく観察すると，新たな Tips が見つかるかもしれませんよ！

心構えの Tips　　　　　　　　　　　　　　　　　　　　　　No. 125

皆さんは看護師と情報共有していますか？
「ブリーフィング」導入のすゝめ

赤松拓司（日本赤十字社 和歌山医療センター 消化器内科）

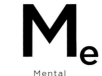

Mental Attitude Tips

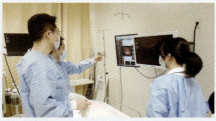

Fig.1　ブリーフィングの目的.
チームで治療内容・患者情報・緊急時の対応などを共有し，より安全かつ円滑な治療を行うこと.

Table.1　当科での ESD 時のブリーフィング.

▶ タイミング
　✓ 麻酔開始後，スコープ挿入前に
　✓ **3 分以内で**
▶ 内容
　✓ 医師から
　　・病変・手技に関する情報
　　　✓ 病名，病変の位置，特記事項など
　　　✓ 戦略，予想難易度や使用物品など
　　・患者特有の情報
　　　✓ 背景や既往歴
　　　✓ 予測されるリスクとその際の対応
　✓ 看護師から
　　・出棟時バイタルサインや病棟からの申し送りなど

　今回は少し視点を変えて，内視鏡操作に関わる Tips ではありませんが，費用対効果が高くチーム医療推進にも資する情報共有の取り組みをご紹介します.

　最近は治療内容や手技が複雑化する一方で，ハイリスクな患者も増えており，内視鏡治療前にチーム内で治療内容・患者情報・緊急時の対応などを共有することはとても重要です.

　この直前の簡単な情報共有を「ブリーフィング」といいますが，これにより，看護師からは"急な事態に備えられた"，"術中の観察ポイントが明確になった"など，医師からは"術中の指示への看護師の対応が円滑になった"などの肯定的な意見が多く得られます.

　特筆すべきは，"チームの一体感が得られた""看護師と仲良くなった"など，内視鏡室の雰囲気までよくなる副次効果もあることです.

　看護研究のネタにも使えます[1].

　長続きさせるコツは，数分で簡単に行い，あまり手間をかけないことです.

　ぜひ，ブリーフィングを導入して，「安全」「チーム医療推進」「教育」などにお役立てください！

文献
1) 川合万理, 他. 当院内視鏡センターにおけるブリーフィング導入の試み―チーム医療の推進を目的として―. 日本赤十字社和歌山医療センター医学雑誌 32：49-55, 2015

心構えの Tips　　　　　　　　　　　　　　　　　　　　　　　No. 126

米国で ESD を実践するためのコツ

西村誠（メモリアルスローンケタリングがんセンター　消化器内科）

Mental Attitude Tips

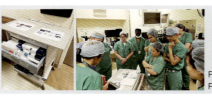

Fig.1（左）　ESD 物品を全て盛り込んだ ESD カート
Fig.2（右）　内視鏡室看護師に対する ESD レクチャー

私は現在，ニューヨークで ESD をはじめとした治療内視鏡を実践しています．日本と異なる点が多く日々悪戦苦闘していますが，これまでに得たコツをご紹介します．

① 臨機応変になる

各種デバイス（IT ナイフ，Dual-J ナイフ，Flush ナイフ）などのほとんどが，2018 年現在米国でも利用可能になりました．局注液はムコアップ® がないために Eleview®，Voluven® などの代用品を用いることになります．当院では ESD カートを作り，その中に全てのデバイスを入れています（**Fig.1**）．

② スタッフを教育する

内視鏡室スタッフは ESD を見たことがない人が多いので，繰り返し ESD のレクチャーが必要です（**Fig.2**）．

③「いきなり ESD」に慣れる

前医の写真がいまひとつであることがほとんどで，内視鏡室で「いきなり ESD」に呼ばれることも少なくありません．日本のように「まずは自分で一度観察してから ESD の予定を組む」というのは医療費の高い米国では非現実的です．

④ 麻酔はお任せする

麻酔に関しては麻酔科医・麻酔専門看護師（CRNA）が全ての内視鏡室に配属されているため，全面的に一任することができて安心です．状態が悪いときはいったん内視鏡処置を休止し緊急挿管・全身麻酔に切り替わって内視鏡処置を再開することもあり，ありがたい存在です．

⑤ 米国で活躍中の日本人内視鏡医と連携する

異国の地でいちから ESD を導入するのは苦労が絶えません．同じように現在米国で活躍中の日本人医師[1,2]とこまめに情報交換し，ときには励ましあいながらサバイバルしていくのが最大のコツです．

文献
1) Fukami N. ESD around the world：United States. Gastrointest Endosc Clin N Am 24（2）：313-320, 2014
2) Aihara H, et al. Endoscopic submucosal dissection pocket technique for removal of recurrent colonic lesion. Video GIE 3（2）：63-64, 2017

心構えの Tips　　　　　　　　　　　　　　　　No. 127

癌を一つ見つけたら
二つ目を探そう！

角嶋直美（静岡県立静岡がんセンター 内視鏡科）

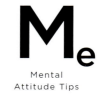

Mental Attitude Tips

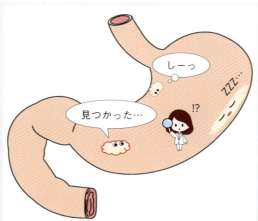

Fig.1　胃癌を一つ見つけたら，二つ目を探そう．

　上部内視鏡を学び始めた頃，自分で早期胃癌を見つけることがまず目標でした．

　早期癌を見つけるには，見落としなくルーチンがとれること，異常所見を捉えられること，範囲や深達度などの診断も含めて，総合的な力が必要になります．

　いざ見つけると，カンファレンスで恥ずかしくないように，きれいな写真を一生懸命撮ることに集中してしまいます．

　ここでぜひ気を付けていただきたいのは，"一つ見つけただけで安心してはいけない"ということです．

　ご存じのように胃癌も食道癌も同時多発，異時多発することがとても多いのです．

　また，二つ目の癌は一つ目と場所や組織も似ていることが多いです．

つまり，分化型胃癌があったら二つ目も分化型胃癌，未分化型胃癌があったらほかに未分化型癌がないかどうか探しましょう．

　食道癌の場合には，同時に咽喉頭癌がないかどうかも探さなければいけません．

　ご紹介いただいた患者さんで，紹介病変だけを見て内視鏡治療をしてしまうと，運悪く事前に気付かなかった別病変が近くにあって切除断端が陽性だったり，治療後の経過観察の内視鏡検査で気付かなかった別病変がすでに内視鏡治療適応外だったりすることもあります．

　ぜひ，癌を一つ見つけたら"二つ目も見つけるぞ！"という意気込みで，くまなく観察しましょう．

心構えの Tips　　　　　　　　　　　　　No. 128

あえて精神論も
大腸内視鏡の心構え

近藤慎太郎（医師・漫画家）

Mental Attitude Tips

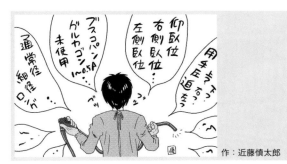

作：近藤慎太郎

　大腸内視鏡（colonoscope；CS）の挿入で重要なことは，"こういったときはこうする，それでダメならこうする"といった，フローチャートを頭の中に持っているかどうかです．

　つまり，技術というよりも知識の体系です．

　天才的な技術も，鋭い反射神経もいりません．落ち着いて一つ一つ，目の前のハードルをクリアしていけばいいのです．

　よく先の管腔が見えにくい場所で"エイヤ"とばかりにスコープを速く大きく動かす人がいますが，難しい場所ほどゆっくり慎重にやればいいのです．焦る必要はありません．

　また，挿入はあくまで検査の前提であって，一番大事なことはきちんと大腸全体を観察することです．両手の協調作用で丁寧にひだをめくっていきましょう．

　その積み重ねが，結局は挿入技術の向上にもつながります．

　そして，当然のことながら，患者さんの苦痛は可能な限り取り除いてあげなくてはいけません．

　なぜならあまりにも苦痛が強ければ，これから先，患者さんは必要であってもCSを受けなくなる可能性があるからです．

　もしその間に大腸癌ができて，遠隔転移してしまったら…．それは検査医の真の敗北です．

　「自分の検査が被検者の現在だけじゃなくて，未来までも決めるんだ」そういう心構えでいるべきなのです．

関連ブログ
「医療のX丁目Y番地」http://blog.medicalxandy.com/

著書
- がんで助かる人，助からない人　専門医がどうしても伝えたかった「分かれ目」．旬報社，2017
- 医者がマンガで教える　日本一まっとうながん検診の受け方，使い方．日経BP社，2018

下部消化管内視鏡の上達のコツ

加地英輔（加地医院）

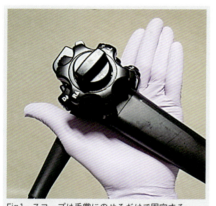

Fig.1　スコープは手掌にのせるだけで固定する．

今回は，おろそかにされがちな「基礎と心構え」について書かせていただきます．

①スコープの持ち方とアングル操作が全ての基礎

- スコープは手掌にのせるだけで固定すること（Fig.1）．
- 左右アングルを親指と中指（必要時は薬指も）で完全にコントロールできること．
- 上下，左右のいずれかのアングルを固定した状態で，もう一方を自在にコントロールできること．
- 送気は必要なとき以外に中指を使わないこと（人差し指のみを使うこと）．
- ※自認を含む中級者までの方に，これらをできていないことが意外と多い．

②挿入時間を気にする

10分なら及第点という雰囲気が漂っている内視鏡室があります．速ければよいとはいいませんが，上手な人は速いのです．

漫然と検査をせず時間を意識することで上達は早くなります．とりあえず平均5分ぐらいが普通という気持ちで挿入を行いましょう．

③無理な軸保持風操作をしない

真の軸保持とはスコープをたわませないことではありません．腸管の自然な走行に逆らわず進むことです．無理なトルクと直線化によりスコープは腸管に締め付けられ，患者さんの激しい苦痛につながります．

なお，進む道が分からないのに空気を入れないのは美徳ではありません．

完璧なスコープ操作と挿入技術があれば，あとの手技はそれを応用するだけです．頑張ってください．

内科・消化器内科　加地医院

http://kajiclinic.web.fc2.com/

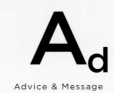

他科からの
アドバイス & メッセージ

他科からのアドバイス＆メッセージ　病理科　No. 130

消化器専門病理医は内視鏡医が育てる

市原真（JA北海道厚生連 札幌厚生病院 病理診断科）

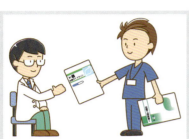

Fig.1　病理医にガイドラインを1冊渡してあげよう.

　病理医でございます．みなさんが病理医にしてもらいたい仕事は大きく分けて二つあると思うのですが，これらを病理医がスムーズに遂行するためには皆さんのご協力が不可欠です．

①ガイドラインに準拠した評価

　病理医はほぼ全員が癌取扱い規約を持っていますので，「規約事項」は書けます．ただ，ガイドラインは意外と持っていません．興味とかやる気の問題ではなく，そもそも存在を知りません．ぜひ，ご施設の病理医にガイドラインの存在を教え，1冊渡してあげましょう．

　本が届けば読むのが病理医です．読めば準拠して書いてくれます．

②病理所見の解説

　病理医に顕微鏡を見た印象を語らせると，いろいろ気付きがあります．このとき，ぜひ"ルーペ像と弱拡大と強拡大それぞれを説明してください"のように，倍率ごとの説明を求めましょう．病理医に自由に語らせると，たいてい核や細胞質のような強拡大の説明をします．

　でも，皆さんが知りたいことの多くはルーペ像や弱拡大にヒントがあります．まずは弱拡大．その後，強拡大での説明をお願いしましょう．

　そうそう，病変のど真ん中を拡大して説明しようとする病理医には，例えば"最表層部付近の拡大をお願いします"のように，興味のある場所をきちんと伝えましょう．NBIで見えた血管を検討したいなら最表層を見ないといけませんよね．

　Tipsは「消化管専門病理医は内視鏡医が育てる」です．私のことも引き続き育成よろしくお願いいたします．

| 他科からのアドバイス & メッセージ | 病理科 | No. 131 |

病理医にとってうれしい
病理検査依頼書

藤原美奈子（九州大学大学院医学研究院 保健学部門）

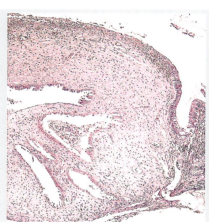

Fig.1 腸管子宮内膜症の生検組織（HE, 200倍）.

　病理検査依頼書の臨床情報がどれだけ病理診断の質とスピードに影響するかご存じでしょうか.

　私が大学院生時代のエピソードをご紹介します. いつもの生検診断の中に, 「40代女性. 繰り返す下血あり. 直腸の隆起性病変から生検」とだけ書かれた依頼書がありました. 多くの方から信頼される内視鏡医からの依頼です. 生検組織は病理診断に十分な量です.

　広い間質の中に形状不整な腺管を認め, 腺管および表層を形成する上皮細胞はやや核が濃染して細胞質はやや好酸性が強い印象でした. 腺管周囲の間質には細胞質の豊富な細胞を認めます (Fig.1).

　何と診断したものかと考えあぐねていたところ, たまたま通りかかった先輩の病理医が, 依頼書と組織を一瞥しただけで"endometriosis (子宮内膜症) かな. 「40代女性」「繰り返す下血」「直腸の隆起性病変」の3つのキーワードで想像がつく. エストロゲンレセプターを染めてみたら"とおっしゃいました.

　そうです. 組織の間質にエストロゲンレセプターが染まり, 診断は intestinal endometriosis (腸管子宮内膜症) として, 少しも遅れることなく報告できました. 私が臨床情報の大切さを痛感したできごとでした.

　迅速かつ正確な生検診断に必要なものは, 十分な組織量はもちろんですが, 必要な臨床情報が簡潔に記載された依頼書も病理医をとても助けてくれているのです.

他科からのアドバイス＆メッセージ｜神経内科　No. 132

神経内科医から内視鏡医へ，ちょっとだけ前向きなメッセージ

Advice & Message

代田悠一郎（東京大学医学部附属病院 神経内科）

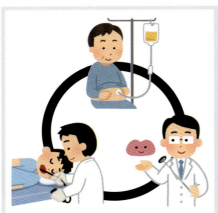

Fig.1　意外に近い内視鏡医と神経内科医.

「神経内科と内視鏡」と聞いて内視鏡医の先生方は何を思い浮かべるでしょうか．"抗血栓薬をやめずに検査して出血した？""認知症で協力が得られず苦労した？"今回は，もう少し前向きな（？）テーマを扱いたいと思います．「胃瘻造設」です．

胃瘻造設が前向きなテーマ，という時点で，日々癌や消化管出血の治療に取り組まれている先生方には驚きかもしれません．しかし，神経疾患，特に神経難病を抱える患者さんにとって胃瘻は文字どおり命綱です．

多くの神経難病において嚥下障害の出現は避けられず，安定した栄養補給の経路確保が主命題となる時期がやってきます．そして，消化管機能は保たれていることが一般的なため，処置が可能であれば胃瘻を，という話になることが日常診療上多々あり

ます．

一方で，神経難病での造設はリスクが高いだろうということも，われわれは十分承知しているつもりです．呼吸不全との兼ね合い，患者さんとの意思疎通，麻酔の加減など，さまざまな点でご苦労をおかけしているのではないかと心配しております．

だからこそ，"この患者さん ALS（筋萎縮性側索硬化症）で呼吸機能もイマイチ，大丈夫かな"という症例できっちり処置が終わるとホッとします．

昨今は胃瘻造設に対して風当たりが強い部分もありますが，前向きに生きるための手段として切に胃瘻を必要としている患者さんが一定数いらっしゃるのも事実です．これからもどうぞ，日々の手技で磨いた腕を時々お貸しいただければと思います．

精神科 No. 133

ベンゾジアゼピンで奇異反応を起こしたら

伊勢仁信（新橋14クリニック 精神科）

内視鏡時の鎮静に，ミダゾラム（ドルミカム®），ジアゼパム（セルシン®，ホリゾン®），フルニトラゼパム（ロヒプノール®，サイレース®）などベンゾジアゼピン系の薬剤を使用する先生が多いと思います．

しかし，鎮静をかけようとしているのに一向に寝てくれず，逆に多弁・多動になったり，不安・焦燥が出現したり，酷いときには錯乱や興奮を呈する患者さんを目にすることがあります．

これは奇異反応（paradoxical reaction）といわれる現象で，ベンゾジアゼピン投与時にまれに起こります．

精神科の治療現場では発生率1％未満とされていますが，5％程度とする報告もあります．しかし，これらは経口の場合のデータであり，静脈内投与の場合の発生率は不明です．

奇異反応に対してベンゾジアゼピン拮抗薬のフルマゼニル（アネキセート®）を使用すると，非鎮静下で検査を行うことになり，患者さんの心理的・身体的苦痛が大きくなります．

そこで，フルマゼニルではなくハロペリドール（セレネース®）の静脈内注射を試してみてください．目安は5 mg（1アンプル）です．ハロペリドールは呼吸・循環動態にほぼ影響を与えず，安全に鎮静を得られる薬剤です．筋肉注射は痛みを伴う上に作用発現が遅いため，避けてください．

ただし一見興奮していても呼吸抑制を来している患者さんもいます．その場合はフルマゼニルの投与を優先してください．フルマゼニル投与後でもハロペリドールは使用できます．

文献
1) 渡辺昌祐．抗不安薬の選び方と用い方 改訂第3版．金原出版，1997
2) 井上令一，他（監訳）．精神科薬物療法ハンドブック 第3版，2001
3) Lader M, et al. Benzodiazepine Problems. Br J Addict 86 (7)：823-828, 1991

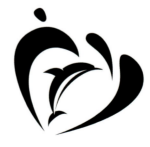

新橋14クリニック

他科からのアドバイス&メッセージ　麻酔科　No. 134

内視鏡の鎮静は難しい！

馬屋原 拓（神戸掖済会病院 麻酔科）

Table.1　内視鏡施行時の鎮静方法の1例．

プロポフォールとフェンタニルを併用．鎮静単独ではなく鎮痛の要素を加えることで，鎮静の質がよくなります．

↓

プロポフォール：最初に 3〜5 mL 投与後，シリンジポンプを用いて 10〜15 mL/h で持続投与．以後，必要に応じて 1 mL ずつ追加投与．

↓

フェンタニル：最初に 25 µg 投与，以後は呼吸回数 10〜20 回/分を目安に 25 µg ずつ追加投与．

Fig.1　気道を確保せずに患者さんを眠らせて繊細な内視鏡処置を行うためには．

（図中）
深い↑鎮静の深さ↓浅い
処置中に患者さんが自分で気道を守れる必要あり（鎮静が深すぎてもダメ）．
処置中の鎮静ストライクゾーン（意外と狭い！）
処置中に患者さんが動かない必要あり（鎮静が浅すぎてもダメ）．

　年に数回，麻酔科に内視鏡の鎮静依頼をいただきます．個人的には全て全身麻酔で行いたいと思っているのですが，内科の先生が"それほど大層じゃないので" "30分ほどで終わりますから"といわれる場合は，Table.1 の方法で鎮静をしています．

　麻酔科医の立場からすると，この鎮静が全身麻酔より難しいのです．気道を確保せずに患者さんを眠らせて繊細な内視鏡処置を行うためには，患者さんが自分で気道を守る必要があり（鎮静が深すぎてはダメ），かつ処置中に患者さんが動かないことが必要です（鎮静が浅すぎてもダメ）．

　この2つの条件を満たす鎮静のストライクゾーンは狭い（Fig.1）ので，実際には患者さんがたまに動くリスクを許容せざるを得ません．その点，全身麻酔では気管挿管で気道は守られており，筋弛緩薬を適切に使えば患者さんが動くリスクもほぼゼロです．私自身，全身麻酔を行っているときの方が心安らかにゆったりと内視鏡処置を見ていることができます．消化器内科の先生方は，普段，内視鏡処置を行いながら自分で鎮静もされるわけで，きっといろいろと苦労なさっているのでしょう．

　麻酔科医が希少であった昭和のころは，「外科医は自分で腰麻して胃切除ができて一人前」だったと超ベテラン外科医から聞いたことがあります．「2時間の内視鏡処置でも自分で鎮静」のような状況も，いつかは平成の昔話になるのでしょうか？

　麻酔科医がもう少し増えて「長時間の内視鏡処置は麻酔科管理が当たり前」という時代が来ることを願っています．

他科からのアドバイス&メッセージ　循環器内科　No. 135

抗血栓薬投与中の患者さんへの内視鏡前の対応の変遷

石田純一（東京大学医学部附属病院 循環器内科）

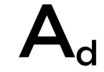

Table.1　循環器領域で使用される主な抗血栓薬の分類

	抗血小板薬	抗凝固薬
主な薬剤 (一般名)	アスピリン，チクロピジン，シロスタゾール，クロピドグレル，プラスグレル	ワルファリン，ダビガトラン*，リバーロキサバン*，アピキサバン*，エドキサバン*
主な 適応疾患	虚血性心疾患，脳梗塞，末梢動脈疾患	心房細動，深部静脈血栓症，肺塞栓，人工弁置換術後
主な血栓形成の原因と血栓の特徴	動脈硬化が関与する血小板血栓（白色血栓）	血流の停滞が関与するフィブリン血栓（赤色）

＊直接経口抗凝固薬（DOAC）

　内視鏡医を悩ませる疾患の代表選手として，循環器疾患が挙げられるでしょう．

　特に昨今の高齢化もあいまって，虚血性心疾患や不整脈(特に心房細動)患者は増える一方です．それらの疾患に対して投与される抗血栓薬(抗血小板薬や抗凝固薬)（Table.1）は内視鏡医の「敵」といっても過言ではないかもしれません．

　内視鏡施行時に抗血栓薬を休薬するか否かは積年の課題でしたが，2012年に「抗血栓薬服用者に対する消化器内視鏡診療ガイドライン」[1]が策定され，現場での対応はだいぶ楽になったように実感しています．

　というのもそれまでは"この症例は血栓塞栓症のリスクが高いから，ヘパリンに置換して内視鏡に臨もう"とか"この症例はステント入れてしばらく経っているから，抗血小板薬を中断しても大丈夫だろう"などといった相談を内視鏡医と循環器医の間で症例ごとに交わしていたのです．さらには近年の直接経口抗凝固薬（direct oral anticoagulants；DOAC）の頻用に呼応するように，2017年に「直接経口抗凝固薬（DOAC）を含めた抗凝固薬に関する追補2017」[2]が発表されたのは記憶に新しいところです．

　しかしながら，現在のところDOACに関する科学的エビデンスは不十分であり，まだ判断に迷う症例も多いと思われます(そのようなケースでは概して循環器医も方針を決め難いものですが)．それでも躊躇せず相談していただければ幸いです．

　このように，今後も循環器医が内視鏡医にお世話になり続けることに疑いの余地はありません．

　「血栓塞栓症の予防」と「出血のリスク管理」という，いわば対極の立場から両者が協力して内視鏡診療にあたり，新たなエビデンスを発信していくことが肝要です．

文献
1) 藤本一眞，他．抗血栓薬服用者に対する消化器内視鏡診療ガイドライン．Gastroenterol Endosc 54 (7)：2073-2102, 2012
2) 加藤元嗣，他．抗血栓薬服用者に対する消化器内視鏡診療ガイドライン 直接経口抗凝固薬（DOAC）を含めた抗凝固薬に関する追補2017．Gastroenterol Endosc 59 (7)：1547-1558, 2017

他科からのアドバイス&メッセージ　内分泌内科　No. 136

安全な検査のために

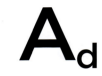

代田翠（三井記念病院 総合健診センター）

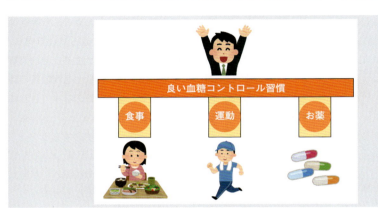

　糖尿病のコントロール悪化時など内視鏡検査をお願いする機会も多く，お世話になっております．

　経口糖尿病薬に関しての中止指示は徹底されているかと思いますが，合剤使用や一包化での処方の際に，ご本人の理解が不十分な場合があり，注意が必要ではないかと考えています．

　また，基本的には（超）速効型もしくは混合型インスリンは中止し，それ以外のインスリンは継続を基本とし，悩む場合は低血糖を避けることを第一に考えて調整いただくのがよいでしょう．事前に検査時間，食事再開の予定時間の目安を明示の上，ご相談いただいてもよろしいのではないかと思います．

　副腎不全で補充療法を行っている場合は，降圧薬同様の扱いで当日起床時に休まずに内服していただきたいと思います．

　検査の必要上内服を避けたい場合や，ステロイド長期治療中でステロイドカバーが必要と考えられる場合，侵襲が大きいと考えらえる大腸の内視鏡では，ハイドロコルチゾン® 100 mgを検査前に静注していただくことをお勧めします．

　こちらは悩んだら投与し，不足を避ける，という考え方です．低Na血症や低血糖，好酸球増多などがあれば副腎不全の可能性を考え，特に注意します．

　前投薬のグルカゴンは褐色細胞腫では禁忌，糖尿病，インスリノーマ，糖原病Ⅰ型でも避けていただくほか，ブチルスコポラミン臭化物は甲状腺機能亢進症でも避けていただくことになっています．

　これからも，安全な検査にご協力できましたら幸いです．

他科からのアドバイス&メッセージ　腎臓内科　No. 137

まじめな人のまれな話？

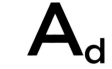

濱崎敬文（東京大学医学部附属病院 血液浄化療法部）

消化管内視鏡検査前には，絶食や下剤・経口腸管洗浄剤による準備をされると思います．まれかもしれませんが，これらの処置をきっかけとした急性腎障害(acute kidney injury；AKI)があり得るかもしれません．

脱水で腎血流が低下することに起因する「腎前性」AKIは，救急診療などで遭遇する疾患ですが，慢性腎臓病(chronic kidney disease；CKD)で，かつ高齢者や動脈硬化が著明な患者では，腎血流を維持できる血圧の閾値が高い方にシフトしていますので，血圧が正常範囲でも「その患者にとって」低ければ，腎血流が低下しAKIを発症します(正常血圧性虚血性AKI)[1]．

特に摂食不良や利尿薬・RAS阻害薬使用中などでは要注意ではないでしょうか．AKIとまではいかなくても，検査前の気分不快や低血圧を訴える患者さんもいるのではないかと思います．

まじめな患者さんほど(?)，絶食指示を遵守して指定時間より前から摂食・飲水を控え，利尿薬を普段どおり服用するかもしれません．

患者さんによっては，内視鏡検査前の説明時に，"○時以降は摂らないでください"よりも，"○時までは食事(飲水)は摂ってもいいです(摂ってください)"という指導もありかな，と思っています．

腹膜透析(peritoneal dialysis；PD)患者さんは日本の透析患者の3％にも満たないまれな(?)集団ですが，大腸内視鏡検査の際に，PD関連腹膜炎の予防を目的とした抗菌薬投与が推奨されます[2]．PD関連腹膜炎はPD療法をまじめに行っている患者さんの重篤な合併症ですので，最大限予防に努めています．私は大腸内視鏡検査予定のPD患者へ抗菌薬を処方していますが，ご理解いただきたい所存です．

文献
1) Abuelo JG. Normotensive ischemic acute renal failure. N Engl J Med 357 (8)：797-805, 2007
2) Li PK, et al. ISPD Peritonitis Recommendations：2016 Update on Prevention and Treatment. Perit Dial Int 36 (5)：481-508, 2016

他科からのアドバイス & メッセージ　放射線科　No. 138

たかが憩室出血, されど憩室出血

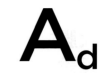

海野俊之（公立昭和病院 放射線科）

　大腸憩室出血と IVR と聞いてどのようなイメージを持たれるでしょうか？

　内視鏡的に止血を行ったものの，ビューっと出ていて血の海となり，クリップでは止められないからアンギオ（血管造影検査）で止血！という感じでしょうか（違っていたらすみません）．

　実際に血管造影をして，ビシッと止血できて，すぐに食上げして，早期に退院，という場合もありますが，そううまくいかないこともあります．多いのは CT で extravasation（血管外漏出）があるのに，実際に血管造影してみると extravasation がない…という場合です．さっきまでショックだったのが嘘のように…．

　責任血管が spasm（攣縮）を生じて止まっているのだと思います．

　出血が疑われる部位の近傍までカテーテルを進めて圧をかけて造影してみたり，しばらく待って何回か造影してみたりしても，やっぱり出ていない！しらけた雰囲気の中，時間と造影剤だけが虚しく消費されていきます．

　かといって，下部消化管のため，疑わしい血管を適当に詰める，というわけにもいきません．特に保存的でも何とかなってしまうこともある病態だけに無茶は禁物です．じっと我慢して何回か造影しているうちに出ることも多いのですが，最終的にはっきりせず撤退することもあります．

　ただ，下手に適当に詰めて腸管が壊死してしまうくらいなら，何もしないで撤退したほうがいいと個人的には思っています．出血している憩室のすぐ横にクリップを打っておいていただけると，そこに向かう血管を詰めるということは可能です．

　ちなみに，話は変わりますが，憩室出血のアンギオは，簡単な手技とはいえません．前提として，腸管の血管なので繊細な手技が要求されることはもちろん，蛇行したたくさんの vasa recta（直細動脈）が複雑に重なっていたりすると，血管造影の正確な読影と vasa recta に 1 本 1 本入れ分けられるくらいの技術が必要となります．

　症例によっては，横行結腸憩室出血で上腸間膜動脈から急な角度で反転する中結腸動脈の端っこだったり，S 状結腸憩室出血で下腸間膜動脈起始部が狭窄していてカテーテルが不安定だったり，などなど，いろいろと手技を難しくする要因が追加されてくることがあります…．

　内視鏡，アンギオ，どちらを選択するのか，各施設で症例ごとに相談して決まっていくことだと思いますが，そのときにお互いの「気持ち」を知っておくと何かの役に立つ!?　と信じて，だらだらと書かせていただきました．

　本項が貴院の放射線科医との憩室出血談議のきっかけになれば幸いです．

他科からのアドバイス＆メッセージ　大腸肛門科　No. 139

大腸内視鏡検査時の肛門部視診・指診・肛門観察のススメ

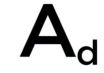
Advice & Message

稲次直樹（土庫病院 大腸肛門病センター）

Table.1　器質的直腸肛門部疾患

	肛門周囲と肛門部	下部直腸
肛門疾患およびその周辺疾患	皮垂・外痔核・内痔核 裂肛・肥大乳頭・肛門ポリープ 肛門周囲膿瘍・痔瘻 慢性湿疹・肛門部静脈瘤	直腸周囲膿瘍 直腸癌・高位痔瘻 直腸粘膜脱症候群 直腸脱・肛門部静脈瘤
炎症性疾患	IBDの肛門病変・膿皮症・毛巣洞（瘻） フルニエ症候群・薬剤関連性潰瘍	IBDの直腸病変 直腸腟瘻 薬剤関連性潰瘍
感染症	尖圭コンジローマ・扁平コンジローマ 単純性ヘルペス・帯状疱疹・真菌症・梅毒・AIDS	アメーバ性直腸炎 クラミジア直腸炎・AIDS
腫瘍 良性	脂肪腫・線維腫・GIST・嚢胞性疾患・ リンパ腫・平滑筋腫	脂肪腫・線維腫・過形成ポリープ・線維脂肪腫 GIST・嚢胞性疾患
腫瘍 悪性	腺癌（直腸型・肛門腺由来） 痔瘻癌・扁平上皮癌・基底細胞癌・ 類基底細胞癌・Paget病・Bowen病・ 腺扁平上皮癌・悪性黒色腫・GIST 内分泌腺癌・転移性腫瘍，その他	直腸癌 カルチノイド 悪性黒色腫 GIST 内分泌腺癌 転移性腫瘍

その他：外傷・異物など

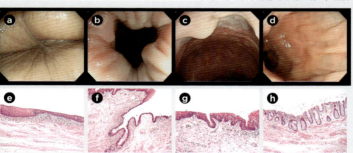

Fig.1　肛門管の内視鏡像とその部の組織像
(a) 肛門周囲皮膚，(b) 歯状線近傍，(c) 移行帯上皮，(d) 直腸上皮，(e) 重層扁平上皮，(f) 肛門陰窩と肛門腺，(g) 扁平上皮と円柱上皮の混在をみる，(h) 円柱上皮．Colonoscopyにおいて，スコープ挿入前に肛門周囲の視診・肛門管の指診・スコープ挿入時に肛門管の内視鏡的観察を十分に行い，記録に残す．

　1974年から44年間，消化器外科医として，肛門外科医として，そして大腸内視鏡医師としての診療を続けてきた経験から大腸内視鏡医師へ今伝えたいことがあります．

- スコープ挿入前に肛門を視ていますか？
- 肛門を指診していますか？
- スコープを挿入したら肛門管を丁寧に観察していますか？
- 肛門部は多彩な疾患（Table.1）が発生する部位であることを意識していますか？

「肛門」はほとんどの患者にとって「もっとも見られたくない部位」「できるだけ受けたくない検査」との感覚が強いため，一度の検査で肛門周囲・肛門縁・肛門管・直腸・結腸，必要なら回腸末端まで観察・記録，そして必要な治療が求められます．

　この中で，比較的軽視されがちなのが「肛門周囲・肛門縁の視診」「肛門管の指診」「肛門管の観察」ではないでしょうか．肛門管の観察の際はFig.1のような観察部位の組織像を意識してください．

　さらなる詳細は，2019年以降に発売予定の『"おしりの病気"鑑別診断と診療アトラス（仮）』（医学書院）をご覧ください．

他科からのアドバイス＆メッセージ　産婦人科　No.140

拡大内視鏡が子宮頸癌の早期診断に役立つ！？

内多訓久（高知赤十字病院 消化器内科）

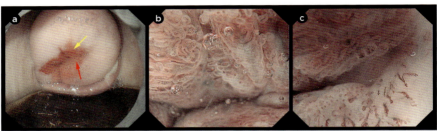

Fig.1a　子宮頸部の通常内視鏡写真．
Fig.1b　aの黄矢印の拡大部．異型のない円柱上皮を認める．
Fig.1c　aの赤矢印の拡大部（CIN3），白濁した上皮と内部に異常血管を認める，食道癌に類似した所見．

　発端は，2014年に香川大学 消化器内科の西山・小原らが，子宮頸部腫瘍の円錐切除後，水平断端部の局所再発により追加切除を余儀なくされた内科通院中の若年女性を経験し，"消化管分野の診断モダリティをこの分野に応用できないか"と着想したことでした．

　それをきっかけに内視鏡での子宮頸部観察の有用性を考え，倫理委員会の承認を得た上で，子宮頸癌のNBI拡大内視鏡の所見を集め，コルポスコピーとの比較を行ってきました．

　軟性内視鏡で近接を直視するので，非常にクリアに観察することができ，拡大観察やNBI併用技術を流用できる，といった利点もあります．

　子宮頸癌の多くは扁平上皮癌なので消化器内視鏡医が行っている食道癌の診断の経験が活かされます．しかしながら，生理周期や年齢での所見の変化や発生の違いにより異なる部分もあり，婦人科医と連携して理解を深めていく必要があります．

　さらにこの検査は，従来のコルポスコピーのような砕石位でなく大腸内視鏡検査と同様に左側臥位で行うことが可能で，痛みも少なく被検者への侵襲が少ないこと，さらに羞恥面も軽減され，検査への抵抗感のハードルを下げることができるため，検診受診率の向上にも寄与できればよいと考えています．

　現在は高知赤十字病院，香川大学，大阪国際がんセンターの消化器内科と産婦人科で子宮頸癌診断に対する拡大内視鏡検査の有用性について前向き研究が行われています．

共著者
小原英幹（香川大学 消化器内科）
上堂文也（大阪国際がんセンター 消化管内科）
平野浩紀（高知赤十字病院 産婦人科）
金西賢治（香川大学 産婦人科）

索引　　　　　　　　　　　　　　　　　　　　　　　　Index

数　字

- 0-I ……… 68, 69
- 0-IIa ……… 69
- 0-IIb ……… 69
- 0-IIc ……… 69
- 0-III ……… 68
- 180 (one-eighty) method ……… 113
- γ-loop ……… 54

欧　文

-A-
- A型胃炎 ……… 71
- advanced neoplasia ……… 46
- Advanix™J ……… 114
- AKI (acute kidney injury) ……… 145
- aldehyde dehydrogenase-2 ……… 21
- ALDH2 ……… 21
- anterior balloon method ……… 124
- AP window ……… 63

-B-
- BLI ……… 15, 32, 57

-C-
- CKD (chronic kidney disease) ……… 145
- CleverCut3V™ ……… 109
- cold polypectomy ……… 108
- cold snare polypectomy ……… 49, 101, 107, 111
- corona appearance ……… 67

-D-
- demarcation line ……… 42, 70
- DOAC (direct oral anticoagulants) ……… 143
- Double lumen catheter ……… 114
- Double-pigtail stent ……… 114

-E-
- EBL ……… 118
- EMR ……… 45, 81, 85, 101, 105, 107
- ENBD ……… 78
- endocrine cell micronest ……… 71
- endoscopic band ligation ……… 118, 120
- endoscopic biliary stent ……… 60
- endoscopic detachable snare ligation ……… 120
- endoscopic sphincterotomy ……… 110
- ERCP ……… 5, 58-60, 112, 115
- ES Dilator ……… 114
- ESD ……… 5, 13-15, 45, 55, 71, 75, 77, 81, 84, 85, 87-89, 91-93, 95-102, 127, 128, 131, 132
- ESD後出血 ……… 101
- EST ……… 109, 110
- EUS ……… 37, 43, 94
- EUS-CD ……… 114
- EUS-FNA ……… 61-63
- expandable metallic stent ……… 60
- extravasation ……… 146

-F-
- field cancerization ……… 21

-G-
- Gastropedia ……… iii
- groove ……… 44
- Group 1 ……… 21

-H-
- H. pylori ……… 38
- hybrid ESD ……… 106

-I-
- IARC ……… 21
- IEE ……… 33
- inlet patch ……… 20
- International Agency for Research on Cancer ……… 21
- IVR ……… 146

-J-
- Jターン ……… 30, 31
- JNET分類 ……… 108

-L-
- L-メントール製剤 ……… 25
- LCI (linked color imaging) ……… 38
- left turn shortening ……… 55
- LES (lower esophageal sphincter) ……… 7, 67
- LST (laterally spreading tumor) ……… 17

-M-
- M ……… 69
- MEN1 ……… 71
- MESDA-G ……… 70
- MCDL (multiple convex demarcation line) ……… 70, 71
- myofibroblast ……… 84

-N-
- NBI ……… 2, 14-16, 18, 25, 29, 32, 36, 41-43, 57, 75, 148
- NT tube (non-traumatic tube) ……… 12, 56, 57

-O-
- OFP-2 ……… 49

-P-
- paradoxical reaction ……… 141
- PD ……… 145
- PEG造設 ……… 92
- peritoneal dialysis ……… 145
- pit ……… 44, 57
- pit pattern診断 ……… 108
- POEM (per-oral endoscopic myotomy) ……… 66, 67
- precutting EMR ……… 106

-R-
- RAS阻害薬 ……… 145

RASS ·· 5
Rindi 分類 ···································· 71
Roux-en-Y 再建 ························ 59

– S –

S 状結腸 ································ 51-53
SD 屈曲 ······························ 50, 53, 54
Sellick's maneuver ··················· 7
short needle knife ················· 87
single balloon endoscopy ··· 59
sliding tube ······························ 59
SM 浸潤癌 ······································ 68
sniffing position ······················ 4
spasm ·· 146
SpO$_2$ ·· 6
ST ショートフード ················ 67
ST フード ·································· 100
Stonetome™ ······························ 109

– T –

T1a ·· 69
TED 法 ······································ 103
Tip-in EMR ······························ 106
TP53 癌抑制遺伝子 ··············· 21
two-fingers method
···································· 8, 56, 85-87

– U –

U ターン ······································ 30
UL ·· 69
underwater EMR ·················· 111

– V –

villi 様 ·· 44
VS classification system ··· 42

– W・Z –

water jet ······································ 83
ZEOCLIP® ································ 121

和文

– あ –

アセトアルデヒド ················ 21
アルコール ······························ 21
アルデヒド脱水素酵素 2 ··· 21
アンギオ ·································· 146

アングル ······ 9, 10, 16, 19, 31, 50,
56-58, 60, 61, 85-88, 93, 94,
96, 106, 110, 121, 126, 135
圧排 ·· 7
穴, 拡大観察 ······························ 44
安全, ブリーフィング ········ 131

– い –

イメージトレーニング ··· 28, 95, 127
イレウス ···································· 124
── チューブ ······················ 124
インジゴカルミン
················ 14, 24, 25, 32-36, 40, 49
インスリノーマ ···················· 144
インスリン ································ 144
胃角前後壁 ································ 31
胃癌 ···························· 23-25, 27, 36
胃前庭部 ···························· 3, 8, 25
胃体部後壁 ································ 30
胃底腺粘膜 ································ 24
胃内残渣 ······························ 14, 26
胃粘膜島 ······································ 20
胃フード ······································ 52
胃瘻造設 ···································· 140
萎縮 ·· 24
意思疎通 ···································· 140
遺残 ······································ 49, 55
咽頭 ································ 2, 10, 17, 18
── 違和感 ······························ 20
── 癌 ·· 18
── 反射 ······························ 2, 18
── 壁 ·· 3
飲酒 ·· 2

– う –

ウォータージェット
································ 17, 41, 47, 53, 118
右側臥位 ······································ 51
運動機能障害 ···························· 66

– え –

エアー ································ 3, 113
エラスティック・タッチ スリット＆
ホール型 M ロング ············ 11
嚥下困難感 ································ 20

– お –

オレンジ色, LCI ···················· 38
おなか ···························· 8, 61, 87, 92

黄色陥凹 ······································ 24
黄色調, 胃癌 ······························ 27
嘔吐反射 ·· 3
横行結腸 ······························ 50, 54
親指 ·· 88

– か –

カウンタートラクション ··· 102
カニューラ, カニューレ ··· 58, 109
ガーゼ ·································· 9, 74
ガイドライン ·························· 138
ガイドワイヤー ··· 60, 112, 114, 116
ガスコン ···················· 19, 40, 49
下咽頭後壁 ································ 18
下肢の血流障害 ······················ 48
下部消化管 ································ 47
── 内視鏡検査 ·················· 135
下部食道括約部 ······················ 67
仮性膵嚢胞 ······························ 114
過鎮静 ·· 5
画像強調観察 ··· 29, 32, 33, 38
介助 ·· 123
回収, 回収ネット ··· 101, 103, 104
潰瘍底 ······························ 101, 119
拡大観察 ··· 14, 16, 17, 28, 32, 33,
35, 36, 39-44, 56, 57, 70, 148
拡大内視鏡 ············ 14, 25, 40
覚醒 ·· 6
割 ··· 75
褐色細胞腫 ······························ 144
肝彎曲部 ······································ 50
陥凹内隆起 ································ 69

– き –

気管内挿管 ·································· 7
気泡 ·· 37
奇異反応 ···································· 141
拮抗薬 ·· 6
喫煙 ·· 2
逆流症状 ······································ 20
逆流性食道炎 ···························· 20
逆流防止 ·· 7
吸引 ·· 3
── 圧 ···································· 104
── 回収 ································ 104
急性腎障害 ······························ 145
救急, 気管内挿管 ···················· 7
狭窄 ································ 60, 62, 84
狭窄予防 ······································ 84

胸痛 …………………………… 67	見学 ………………………… 130	-し-
胸部下部食道 ………………… 20	検査頻度 ……………………… 46	シース ………………………… 80
胸部上部食道 ………………… 20	検体 ………………… 74, 76, 77	シリンジ ………… 13, 17, 19, 32, 34,
胸部中部食道 ………………… 20		36, 41, 47, 49, 53, 104, 113, 124
教育 …………………… 131, 132, 138	-こ-	シングルバルーン内視鏡 ……… 59
境界診断 ……………………… 25	コミュニケーション …………… 5	ジアゼパム ………………… 6, 141
仰臥位 ……………… 3, 23, 48, 54	コルク板 ……………………… 74	ジャンボ鉗子 ………………… 108
凝固 …………………………… 89	コルポスコピー ……………… 148	子宮頸癌 ……………………… 148
局注 ………………… 80-83, 98, 105	コントラスト …………………… 37	止血 …………………… 101, 119, 123
筋線維芽細胞 ………………… 84	こん棒状の肥大 ……………… 69	止血クリップ ………………… 123
緊急内視鏡 ………………… 26, 101	こん棒状の癒合 ……………… 69	支点 …………………………… 61
	呼吸性変動 ……… 15, 43, 61, 72, 96	指診 …………………………… 147
-く-	呼吸不全 ……………………… 140	視界不良 ……………………… 12
クランク法 …………………… 63	呼吸抑制 ……………………… 6	視野 …………………………… 11
クリアッシュ® ………………… 13	固定，検体 …………………… 74	耳鼻咽喉科 …………………… 20
クリーナー …………………… 13	高ガストリン血症 ……………… 71	時間，挿入 …………………… 135
クリスタルバイオレット	高周波発生装置 ………………… 89	色素観察 …………………… 32-35
……………………… 14, 32, 57	誤嚥 ……………………… 17, 23	色素内視鏡 …………………… 21
クリッピング …………… 120, 121	口蓋垂 ………………………… 3	色調 …………………………… 27
クリップ …… 102, 107, 119-123	口腔内逆流 …………………… 67	軸 ………………………… 89, 90, 129
グリップ ……………………… 9, 54	甲状腺機能亢進症 …………… 144	軸保持 ………………………… 55, 135
グルカゴン …………………… 144	抗凝固薬 ……………………… 143	周波数 ………………………… 37
苦痛 ……………………… 2-5, 10	抗血小板薬 …………………… 143	十二指腸 ………… 45, 58, 109, 111
空気漏れ ……………………… 104	抗血栓薬 ………………… 140, 143	── 水平脚 ………………… 124
空気量 …………………… 28, 29	抗血栓薬服用者に対する消化器	── 表面型腫瘍 ……………… 45
偶発症 …………………… 12, 111	内視鏡診療ガイドライン … 143	出血 …………………………… 26
薬指 …………………………… 88	肛門 …………………… 103, 147	── のリスク管理 …………… 143
屈曲 ………………… 4, 10, 51, 124	肛門括約筋 …………………… 103	出血点 …………………… 119, 120
黒フード，black soft hood	肛門観察 ……………………… 147	出血予防 ……………………… 102
……………………… 11, 41, 43	喉頭 …………………………… 18	術後再建腸管 …………………… 59
	絞扼 …………………………… 106	術者観察 ……………………… 130
-け-	国際がん研究機関 ……………… 21	循環器科 ……………………… 143
ゲイン ………………………… 37	黒色嘔吐 ……………………… 26	除菌後発見胃癌 ………………… 38
ゲップ ………………………… 7, 24	黒色便 ………………………… 26	小腸深部 ……………………… 124
経鼻 ……………………… 18, 124		睫毛反射 ……………………… 6
経鼻胆管ドレナージ …………… 78	-さ-	償還価格表 …………………… 109
経皮的動脈血酸素飽和度 ……… 6	左側臥位 ………… 4, 19, 23, 52	上部消化管内視鏡検査 …… 2-4, 7,
憩室出血 ……… 117, 118, 120, 146	左梨状陥凹 …………………… 4	10, 16, 19, 20, 24, 25, 27, 45, 133
頸部食道 ………………… 18, 20, 22	嗄声 …………………………… 20	上部用スコープ …………… 12, 111
頸部食道癌 …………………… 18, 20	座位 …………………………… 91	情報共有 ……………………… 131
攣縮 …………………………… 146	採石術 ………………………… 109	静脈瘤 ………………………… 26
血管，穿刺ルート ……………… 63	細胞診 ………………………… 78	食道 …… 2, 4, 10, 17, 18, 20, 22, 29
血管外漏出 …………………… 146	柵状血管の途絶 ……………… 67	── ESD ………………… 84, 97
血管造影検査 ………………… 146	酢酸 ……………………… 35, 36	── アカラシア …………… 66, 67
血栓塞栓症の予防 …………… 143	撮影 ……………………… 40, 42, 75	── 胃接合部癌 ……………… 24
血餅 …………………… 101, 107	三段階法 ……………………… 121	── 癌 ………………………… 21
結果説明 ……………………… 6	産婦人科 ……………………… 148	── 洗浄 ……………………… 19
結紮 …………………………… 118	撒布チューブ …………… 22, 34, 36	── 内圧検査機器 …………… 67
結紮止血法 …………………… 118	残渣 ……………………… 40, 66	── 表在癌 …………………… 68

── 壁 66	洗浄 19, 47, 49	胆道狭窄 60
浸透圧 47	染色ムラ 22	胆道ドレナージ術 116
心拍動 15, 43	穿孔 96, 106, 122, 126	短縮法 52
伸展性 24	穿刺 61-63, 80-83, 114	
神経疾患 140	穿刺ルート 63	ーちー
神経内科 140	腺開口部 44	チーム医療推進 131
浸水法 41, 43, 52, 53	前処置 47, 49	地図状発赤 38
深呼吸 3	蠕動 3, 10, 15, 25	治療手技 127
深達度診断 68, 69		超音波内視鏡 28, 94, 128
進行癌 76	ーそー	超音波内視鏡下穿刺術 61
腎臓内科 145	狙撃生検 72, 85, 119	超音波内視鏡下嚢胞ドレナージ 114
	早期胃癌 35, 36, 38, 42, 68, 69, 133	腸管洗浄剤 47
ーすー	送水機能 83, 91, 97	腸間膜遺残症例 55
スキルス，胃癌 24	送水ボタン 17, 104	腸上皮化生 38
スクリーニング 19, 26, 88, 93	挿入 2, 3, 124, 134	直接経口抗凝固薬（DOAC）を含めた抗凝固薬に関する追補 2017 143
スコープ固定法 15	創面 122	直達法 120
ステロイド 83, 84, 144		直腸S状 50
ステロイド局注 83	ーたー	直腸肛門角 103
ステント 115, 116	ダンベル型ステント 114	鎮静 5, 6, 142
スネア 101, 105, 107, 108, 111, 118	多発性内分泌腫瘍症1型 71	鎮静スケール 5
スネア先端刺入法 106	体位変換 3, 4, 23	
スネアリング 80, 82, 105	対比 44, 75, 77	ーつー
スマートシューター® 8	対物レンズ 94	つかえ感 67
スライディングチューブ 59	褪色陥凹 24	通常観察 27-31, 35, 36
水滴付着 13	大腸	通電ダイレーター 114
膵・消化管神経内分泌腫瘍（NET）診療ガイドライン1.1版（2015年） 71	── EMR 105, 106	
膵管 62	── ESD 87, 91, 98, 99, 102, 103, 106	ーてー
膵管狭窄 60	── 拡大内視鏡 56, 57	テンション 59
膵腫瘤 62	── 癌 12, 46	デバイス 11, 17, 60, 85, 87, 93, 103, 106, 132
膵頭十二指腸切除症例 59	── 腺腫 46	手のサイズ 85, 86
皺襞集中 69	── 内視鏡 134	点墨 85
	── 内視鏡検査 46, 48-50, 108, 147	
ーせー	── 内視鏡挿入 51-53, 55	ーとー
セリック手技 7	── ポリープ 104, 108, 111	トラブルシューティング 127
生検 45, 70, 72, 76, 139	大動脈肺動脈窓 63	トルク 52, 54, 58, 60, 61, 88, 91, 93, 96, 112, 126
生検瘢痕 77	大の字 48	トレーニング 95
生理食塩水 40-42, 49, 97	大彎 3, 23, 24	吐血 26
精神科 141	脱気 92	途絶，胆癌 62
切開 89	脱気水 49	透明キャップ 118
切開ライン 98	胆管 62, 109, 110, 115, 116	透明フード 99, 100
摂食不良 145	── 擦過ブラシ細胞診 78	頭頸部癌 21
先端アタッチメント 96	── 挿管 110	糖尿病 144
先端先細りタイプ 100	── マルチステンティング 116	
先端透明フード 117	胆汁吸引細胞診 78	
先端バルーン法 124	胆汁細胞診 78	
先端フード 120	胆道拡張用バルーン 114	

－な－

ナイフ
　…83, 88, 91, 93, 96, 97, 99, 109
内視鏡
　── 検査 …………………… 47
　── 処置 ……………… 85, 142
　── 先端部 ………………… 93
　── 装着偏心型バルーン … 92
内視鏡治療 ……………… 95, 127
　── 適応病変 …………… 45
内視鏡的筋層切開術 ………… 66
内視鏡的乳頭括約筋切開術 … 110
内分泌細胞微小胞巣 ………… 71
内分泌内科 ………………… 144
軟性鏡 ……………………… 39

－に－

ニフレック® ……………… 118
乳頭 ……………… 58, 60, 110
認知症 …………………… 140

－ぬ・ね・の－

ぬるぬる …………………… 9
ねじれ …………………… 58
粘液 ……………………… 40
粘膜下腫瘍様隆起 ………… 69
粘膜点墨法 ………………… 49
囊胞 ……………………… 114

－は－

ハイドロコルチゾン® …… 144
ハレーション ……………… 29
ハロペリドール …………… 141
バイオマーカー検索 ……… 76
バルーン ……………… 109, 113
バルーンカテーテル ……… 113
バンド結紮法 …………… 120
パパニコロウ染色像 ……… 78
白色光観察 …………… 28, 29
白色扁平隆起 ……………… 24
剝離 …………………… 102
剝離ライン ………………… 88
抜去 …………………… 115
反転観察 ………………… 12
反転操作 ………………… 72
範囲診断 …………… 35, 36

－ひ－

ピオクタニン ……………… 75

ピオクタニンチューブ …… 12
ひだ，細かい縦方向の …… 66
びまん性食道痙攣 ………… 66
びまん性発赤 ……………… 38
非乳頭部十二指腸腫瘍 …… 111
披裂喉頭蓋ひだ ………… 18
脾彎曲 …………………… 50
微小胃癌 ………………… 77
左足 ………………… 89, 90
左アングル ……………… 30
左手 …………… 2, 85, 86, 88, 93, 112
左手首 …………………… 8
標本 ………………… 75, 103
病理医 …………… 138, 139
病理検査依頼書 …… 73, 139
病理所見 ………………… 138
病理診断 ………………… 72
病理組織像 ……………… 44
拾い上げ ………………… 18

－ふ－

フィブリン ……………… 40
フード …… 11, 43, 67, 99-101, 120
フットスイッチ ………… 91
フルズーム ……………… 42
フルニトラゼパム ……… 141
フルマゼニル …………… 6
ブチルスコポラミン臭化物 … 144
ブラシ洗浄 ……………… 78
ブリーフィング ………… 131
ブレード ………………… 109
プッシュ … 8, 50-52, 92, 109, 115
プラスチックステント … 115, 116
プレカット ……………… 96
プローブ ………………… 94
プロナーゼ …………… 42, 43
副腎不全 ……………… 144
腹部圧迫近接法 ………… 92
腹部食道 ………………… 20
腹膜透析 ……………… 145
噴門部 ………………… 31
分化型癌 ………………… 24

－へ－

ヘパリン ……………… 143
ベンゾジアゼピン ……… 141
ペダル …………… 89-91, 110
ペチジン ………………… 6
ペパーミントオイル …… 25

ペンタゾシン …………… 6
米国，ESD ……………… 132
壁の硬化 ………………… 69
壁変形 …………………… 69

－ほ－

ポリープ ……………… 107
放射線科 ……………… 146
縫縮 …………………… 122
発赤陥凹 ………………… 24

－ま－

マーキング … 77, 94, 97, 98
マージン ……………… 106
マウスピース ………… 2, 15
マルチステンティング … 116
マルチベンディングスコープ … 92
マロリー・ワイス症候群 … 26
麻酔 ………… 132, 140, 142
麻酔科 ………………… 142
慢性腎臓病 …………… 145

－み－

ミダゾラム …………… 6, 141
未分化型癌 ………… 23, 24
見落とし … 18, 27, 30, 31, 133
見逃し ……… 18, 27, 133
右足 ……………… 89, 90
右手 ……… 2, 8, 9, 39, 87, 93, 112
右手人差し指 …………… 2
溝 ……………………… 44

－む・め－

無鎮静 …………………… 3
メンテナンス …………… 37

－ゆ・よ－

幽門腺領域 ……………… 24
ヨード ……………… 22, 97
ヨード不染帯 …………… 21
汚れ …………………… 13, 17

－ら－

ラベンダー色 …………… 38
ラムゼイスコア ………… 5
楽 …………………… 3, 4

－り－

リトリーバルバルーン … 109

リング糸 ·································· 102	**-る-**	瘻孔 ······························ 66, 114
利尿薬 ·································· 145	ルーチン検査 ························ 13	**-わ-**
梨状窩 ····································· 18	ループ ···················· 51, 52, 54, 55	輪ゴム ······································· 9
梨状陥凹 ································· 18	ルゴール ························· 22, 97	鰐口鉗子 ······························ 101
律速段階 ································· 99		
留置スネア ······················ 118, 120	**-ろ-**	
輪状後部 ································· 18	ロック,アングルの ····· 16, 56, 58	
輪状軟骨 ··································· 7	露出血管 ························ 117, 119	